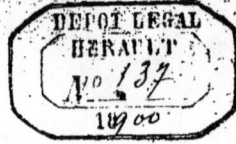

Docteur SOUCHON

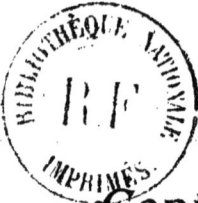

Contribution à l'Étude

du

Torticolis musculaire

Congénital

MONTPELLIER

GUSTAVE FIRMIN ET MONTANE

CONTRIBUTION A L'ÉTUDE

DU

TORTICOLIS MUSCULAIRE CONGÉNITAL

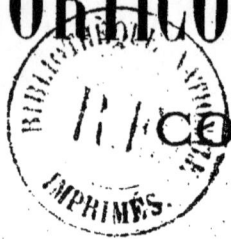

PAR

LE DOCTEUR SOUCHON

EX-INTERNE DES HOPITAUX DE NIMES (Concours 1898)

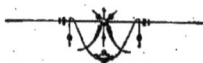

MONTPELLIER

G. FIRMIN ET MONTANE, IMPRIMEURS DE L'UNIVERSITÉ

Rue Ferdinaud-Fabre et Quai du Verdanson

—

1900

128

A MA MÈRE

L. SOUCHON.

AVANT-PROPOS

Notre dernier acte de scolarité nous est une occasion d'exprimer nos sentiments de respectueuse reconnaissance envers tous nos Maîtres de la Faculté.

Remercier tout d'abord le maître éminent qui, du jour où nous avons eu l'honneur d'être admis auprès de lui, nous a accordé toute sa bienveillance, est pour nous un bien doux et bien agréable devoir. Nous ne saurons jamais assez exprimer à M. le professeur Forgue notre gratitude pour les leçons et les conseils qu'il nous a prodigués pendant le temps que nous avons passé auprès de lui. Nous garderons de sa bonté, à laquelle il a si bien mis le comble en nous faisant l'honneur d'accepter la présidence de notre thèse, un profond souvenir, et nous tâcherons par notre affection et notre dévouement de mériter l'intérêt qu'il nous a témoigné.

Nous adressons également tous nos remerciements à nos autres Maîtres dans les hôpitaux, spécialement à MM. les professeurs Grasset, Carrieu, Grynfeltt et MM. les professeurs agrégés Rauzier et Puech.

Le souvenir de notre temps d'internat à l'Hôtel-Dieu de Nîmes nous restera bien précieux. M. les docteurs Reboul, de Parades, Lafon, Gauch, Crouzet et Jourdan s'y sont montrés pour nous des maîtres excellents, qui ne nous ménagèrent ni leurs bons conseils ni leur sympathie. Qu'il nous soit permis, au début de ce travail, non point de nous conformer à un banal usage, mais d'obéir à un sentiment de sincère et bien vive reconnaissance en leur adressant tous nos remerciements.

Nous tenons, en terminant, à inscrire ici le nom d'un ami, dont le travail opiniâtre et la science précoce nous ont guidé dans l'étude de la médecine, le docteur Jeanbrau, chef de clinique chirurgicale. Il est des sentiments que la pensée ne saurait traduire. Nous n'essayerons donc pas d'exprimer longuement la gratitude que nous avons et conserverons toujours pour cet ami très cher. Les remerciements que nous pourrions lui adresser seraient d'ailleurs au-dessous de tout ce qu'il a fait pour nous.

INTRODUCTION

Le torticolis est, parmi les questions de pathologie chirurgicale, une de celles qui ont été l'objet, de la part des auteurs, des recherches les plus approfondies et les plus variées. La monographie si complète du docteur Redard (1), parue en 1898, traite le sujet de telle façon qu'à l'heure actuelle il semble bien que « tout est dit » et que « l'on vient trop tard » pour reprendre cette étude.

Cependant, lorsqu'on suit les services hospitaliers de chirurgie, il est aisé de constater encore des divergences assez notables à la fois dans le manuel du traitement chirurgical de la difformité et dans les moyens orthopédiques mis en œuvre pour le traitement consécutif post-opératoire.

Nous avons vu M. le professeur Forgue traiter une petite fille atteinte de torticolis congénital par une méthode originale sous certains côtés, et nous nous sommes intéressé à cette pratique de notre Maître, qui lui a donné, depuis plus de dix ans déjà, de remarquables résultats. C'est elle que nous voulons décrire dans ce modeste travail, avec l'intention de ne point énumérer tout au long les multiples pro-

---

(1) Redard. — *Le torticolis et son traitement.* Paris, 1898.

cédés et appareils que les auteurs ont proposés sans en bien montrer toujours les résultats et les avantages.

Le traitement du torticolis congénital présente de sérieuses difficultés. La variété des interventions et le nombre des appareils imaginés pour le guérir en témoignent abondamment.

Abandonné à lui-même, un enfant atteint de rétraction scléreuse du muscle sterno-cléido-mastoïdien devient fatalement un infirme : en grandissant, la colonne vertébrale se dévie, le thorax se déforme, le crâne et la face se développent inégalement, et l'asymétrie faciale s'aggrave rapidement d'un strabisme bientôt incurable.

Aussi, les auteurs sont-ils d'accord pour traiter précocement et chirurgicalement le torticolis congénital. Sur ce point, les avis sont unanimes, et les deux indications que l'on doit s'efforcer de remplir par les moyens les plus simples sont : 1° redresser la tête par section du muscle rétracté ; 2° maintenir la tête ainsi replacée en situation normale.

Le premier temps est uniquement chirurgical : seul, le chirurgien décide et agit.

La seconde indication est, si l'on veut, du domaine de l'orthopédie ; mais les appareils, construits par l'industrie et surveillés dans leur application par le médecin traitant et la famille, n'en ont pas moins, dans la cure du torticolis, une importance considérable. Il n'est point facile d'obtenir la correction complète et définitive d'une déviation cervicale, et le résultat sera d'autant meilleur qu'une surveillance éclairée en aura méthodiquement et progressivement marqué les étapes. Aussi, dirions-nous volontiers que le chirurgien devrait suivre lui-même son opéré et ne point abandonner en d'autres mains la correction orthopédique post-opératoire, sans laquelle les sections et résections du sterno-cléido-mastoïdien demeurent le plus souvent sans bénéfice.

Nous avons pensé faire œuvre utile en exposant ici la pratique de notre Maître dans le torticolis congénital : cette pratique, qui nous a paru excellente, est applicable à presque tous les cas. Elle se résume dans la *section à ciel ouvert* du muscle sterno-cléido- mastoïdien *à son extrémité supérieure,* et *dans le maintien du redressement ainsi obtenu à l'aide d'un appareil* de construction facile, à la fois léger, élégant et résistant, d'un prix de revient insignifiant, et sur lequel on peut faire varier à volonté et sans peine la direction et le degré des tractions qui maintiennent et améliorent la correction. Cet appareil nous a séduit, ainsi que tous ceux qui l'ont vu appliquer, par sa supériorité sur les minerves figurées dans les classiques. Et comme il ne nécessite pas l'intervention de l'orthopédiste, comme le chirurgien peut, presque extemporanément, le construire lui-même, il ne constitue pas, à vrai dire, un appareil nouveau à ajouter à la liste plutôt longue de ceux qui existent déjà. C'est une minerve plâtrée que tout praticien, après un seul essai, peut appliquer.

Et c'est ce point particulier de l'enseignement de notre Maître que nous voulons fixer ici, en précisant le mode d'application et en montrant les avantages de l'appareil que nous lui avons vu mettre en œuvre dans la cure du torticolis.

Le traitement, avons-nous dit, doit s'efforcer d'atteindre un but : supprimer les résistances qui empêchent la tête d'occuper sa position normale. Il convient donc de faire précéder l'exposé de ce traitement de l'étude de la nature de ces résistances. Si le chirurgien doit vaincre des obstacles, il faut qu'il sache quelle est leur nature et où ils siègent.

C'est, d'ailleurs, ce qui se présente dans l'étude du pied bot : avant de savoir comment on doit couper, il faut connaître ce que la section doit détruire et à quel niveau elle portera.

C'est pourquoi nous avons divisé ce travail en deux parties.

La première comprend un chapitre d'anathomie pathologique du torticolis congénital et un résumé d'anatomie normale de la région carotidienne : ce rappel de notions anatomiques nous permettra de formuler des déductions thérapeutiques et opératoires.

Dans la seconde partie, nous rappelons les méthodes sanglantes et les principaux appareils de redressement qu'on a appliqués au torticolis. Nous terminerons par la description de l'appareil employé par M. le professeur Forgue, description que des figures permettront de comprendre plus aisément.

PREMIÈRE PARTIE

CONTRIBUTION A L'ÉTUDE

DU

TORTICOLIS MUSCULAIRE

CONGÉNITAL

PREMIÈRE PARTIE

CHAPITRE PREMIER

ANATOMIE PATHOLOGIQUE

Généralités. — Siège des lésions. — Nature des altérations musculaires.
Lésions autres que les altérations musculaires.

La première description de la maladie que nous étudions semble remonter à Tulp, dont les traits ont été immortalisés dans la « Leçon d'anatomie » de Rembrandt. Son histoire a surtout été bien faite par Dupuytren.

Mais si, actuellement, on est bien fixé sur ses symptômes et ses complications, son étiologie est encore obscure. On connaît quatre théories, dont trois en font une affection remontant à la vie intra-intérine, tandis que l'autre y voit un accident de l'accouchement. Les trois premières sont les théories de l'arrêt de développement, de l'altération des centres nerveux, des compressions intra-intérines. L'auteur de la quatrième, Stromeyer, considère le torticolis comme une conséquence d'une rupture traumatique du sterno-mastoïdien au moment de l'accouchement, accident qui serait assez fréquent dans les présentations du siège décomplété, mode des pieds ou des fesses.

Quoi qu'il en soit de l'origine du torticolis congénital, les lésions anatomo-pathologiques habituelles de cette affection ont pu être déterminées à la suite d'un certain nombre d'autopsies et d'examens histologiques des muscles du cou après les sections à ciel ouvert pour torticolis.

Bouvier (1) a présenté à l'Académie de médecine, en 1836, une pièce recueillie chez une jeune fille de vingt-deux ans affectée de torticolis depuis son enfance. Robert (2) a disséqué le cadavre d'une femme de plus de soixante ans qui était aussi atteinte de torticolis. Marchessaux (3) a également donné les résultats d'une dissection faite sur une femme de soixante-dix ans atteinte de torticolis depuis plus de vingt ans. Guyon et Contesse (4) ont présenté à la Société anatomique, en 1862, une pièce recueillie à Bicêtre chez un homme de cinquante-trois ans atteint de torticolis depuis l'âge de quatorze ans. Lüning et Schulthess (5), en 1888, J. Alexinsky (de Moscou) (6),

---

(1) Bouvier, *Bull. de l'Acad. de méd.*, 1836.

(2) Robert. — *Gaz. des hôp.*, 1846, p. 174.

(3) V. Fleury. — *Arch. gén. de méd.*, 1838.

(4) Guyon et Contesse. — *Bulletin de la Société anatomique*, 1862, 2° série, p. 2.

(5) Lüning. — *Zùr anatomie des cong. Caput obstipum*, Correspondenzblatt für schweizeriche Aertze, 1888, n° 1, S. 23.

(6) J. Alexinsky. — *Pathogénie du torticolis*, Société chirurgicale de Moscou, 1897.

en 1896, ont publié les résultats d'examens anatomiques
pratiqués sur un enfant de cinq mois et une fillette de onze ans.
Enfin Kuss (1), en 1898, a relaté l'autopsie d'un cas de torticolis musculaire congénital du sterno-cléido-mastoïdien chez
un sujet opéré en 1897 par M. Kirmisson.

Siège des lésions. — Dans tous ces cas, le sterno-cléido-
mastoïdien est seul malade. C'est en effet ce muscle qui, dans
la très grande majorité des cas de torticolis ancien, est seul
atteint, et à peine trouve-t-on l'occasion de citer quelques
exceptions à cette règle.

Cette prédilection singulière s'accompagne d'un autre fait
non moins curieux, à savoir que la rétraction attaque bien plus
souvent le sterno-cléido-mastoïdien droit que le gauche. En
effet, sur 27 cas, Bouvier (2) a trouvé 9 fois seulement la rétraction à gauche et 18 fois à droite. Sur 60 cas, Dieffenbach (3)
l'a notée 44 fois à droite et 16 fois seulement à gauche.

Philips (4) a cherché l'explication de ce fait, pour un certain
nombre de cas, dans la position la plus ordinaire de la tête
pendant l'accouchement. La première position, que l'on observe
dans les deux tiers des naissances au moins, expose, en effet,
plus particulièrement le côté droit aux violences extérieures,
dont la déchirure du muscle témoigne parfois. Quoi qu'il en
soit de l'explication, le siège à droite est intéressant à noter.

---

(1) Kuss. — *Revue d'orthopédie*, 1898, 1ʳᵉ série, t. 9, p. 61 et suiv.
(2) Bouvier. — *Leçons cliniques sur les maladies de l'appareil locomoteur.* Paris, 1858, p. 85.
(3) Dieffenbach. — *Mémoire sur la section du st. cl. mast. dans le
torticolis.* (Berl. Klin. Zeitung, 1838, et l'Expérience, 1838, II, p. 273).
(4) Philips. — *De la Ténotomie sous-cutanée.* Paris, 1841.

Il est curieux aussi de le rapprocher de la présence à peu près
constante à droite de la difformité principale dans les déviations
du rachis et, dans le pied-bot double, de la plus forte déviation du pied droit qui, d'ailleurs, est le plus ordinairement
difforme lorsqu'un seul pied est atteint.

Il est rare que le muscle malade soit affecté dans toute son
épaisseur. Les divisions qui résultent de sa bifurcation inférieure sont si bien distinctes que l'on comprend sans peine
qu'elles puissent être atteintes séparément.

En 1844, dans sa thèse d'agrégation, Depaul (1) écrivait :
« L'idée de voir dans ces deux portions deux muscles différents
au point de vue de l'anatomie et de la physiologie est fort
ancienne et ne saurait être revendiquée par les auteurs modernes. Stromeyer (2), Dieffenbach (3) et M. Bouvier (4) sont,
parmi les auteurs de notre époque, les premiers qui aient
reproduit cette opinion en l'appliquant à l'histoire du torticolis.
Toutefois, pour être juste, je me hâte d'ajouter que M. Guérin (5) est celui qui semble attacher le plus d'importance à cette
théorie et qui s'est le plus efforcé de la faire prévaloir.

Je n'entrerai pas dans les discussions qui ont été soulevées
par sa loi de duplicité anatomique, physiologique et pathologique du sterno-cléido-mastoïdien ; je dirai seulement qu'elle
me paraît contestable au point de vue physiologique et que,

---

(1) Depaul. — *Du Torticolis*. Thèse d'agrégation, Paris, 1844.

(2) Stromeyer. — *Opér. orthop. Chir.* 1838, t. II, p. 425, et Casper's
Woch, 1837, p. 682.

(3) Dieffenbach. — *Durschneidung der Sehnen und Muskeln*, 1841.

(4) Bouvier. — *L'Expérience*, 1838, t. I.

(5) J. Guérin. — *Mém. sur une nouvelle méthode de traitement du
tortic. ancien*. Paris, 1838

sous le rapport pathologique, et du torticolis en particulier, tout en admettant son importance, je pense qu'il ne faut pas trop généraliser. Il est incontestable que *la portion sternale et la portion claviculaire peuvent être rétractées à l'exclusion l'une de l'autre ; elles peuvent l'être simultanément, à peu près également des deux côtés ou à des degrés divers.*

Déjà Richter, qui écrivait vers le milieu du siècle dernier, déclarait que dans la plupart des cas il suffisait de couper la portion sternale, mais il donnait en même temps le conseil d'examiner surtout l'état des parties avant de prendre une détermination ; et de recourir à la section de la deuxième portion si la division de la première ne permettait pas le redressement de la tête.

Une partie du sterno-mastoïdien ou du cléido-mastoïdien peut seule être rétractée et cependant produire la même déviation que lorsque le muscle est intéressé dans toute son épaisseur. Toutefois, on doit admettre, avec Haller, que le faisceau sternal produit plus particulièrement la rotation de la tête, et la portion claviculaire sa flexion sur l'épaule. Dans le premier cas aussi, le déplacement de la clavicule et de l'épaule est beaucoup moins prononcé. »

Dans quelle proportion l'affection se montre-t-elle sur chacune des parties du muscle ? D'après Bouvier (1) la rétraction seule du faisceau claviculaire s'observe moins souvent que la rétraction isolée du sterno-mastoïdien, et cela dans la proportion de un à quatre. Dans la moitié des cas à peu près, il y a rétraction dans les deux portions, mais à un degré différent.

Le même observateur a consigné ailleurs (Expérience du 10

---

(1) Bouvier. — *Loc. cit.*

avril 1838) les résultats que voici : Sur 14 cas de torticolis ancien, cinq fois les deux parties du muscle paraissaient également raccourcies, deux fois la portion sternale était seule tendue ; une fois, au contraire, c'était la portion claviculaire. Dans les six autres cas, l'examen n'avait pas été complet sous ce point de vue.

Voici ce que donne sous ce rapport l'analyse des 62 observations rapportées par Dieffenbach (1) ; trente et une fois, il a fallu couper les deux faisceaux du muscle sterno-cléido-mastoïdien droit, et dix fois les deux faisceaux du côté gauche. Dans douze cas, la portion sternale droite a été coupée seule, et dans cinq cas, la portion sternale gauche. Chez un malade, il a suffi d'intéresser la portion claviculaire droite, et le même faisceau du côté gauche chez un autre. Dans un cas, l'indication du côté n'existe pas ; il s'agit, dans un autre, d'une rétraction des deux peauciers.

Cette nouvelle série de faits confirme encore ce que nous avons dit plus haut, relativement à la plus grande fréquence de l'affection sur l'un ou l'autre côté. En effet, sur soixante cas, nous la retrouvons 44 fois à droite et 16 fois seulement à gauche.

Nature des altérations musculaires.— L'atrophie et la rétraction du sterno-cléido-mastoïdien malade sont dues à une myosite interstitielle scléreuse diffuse amenant la transformation fibreuse. Cette transformation porte sur les deux tiers inférieurs dans le cas de Robert ; sur les trois quarts inférieurs dans celui de Marchessaux ; sur la plus grande partie du mus-

---

(1) Dieffenbach. — *Loc. cit.*

cle dans celui de Bouvier, de même que dans celui de Kuss, quoique, dans ce dernier cas, la sclérose soit plus accusée dans les deux tiers inférieurs qu'au niveau du tiers supérieur du muscle, plus marquée aussi dans les parties profondes que dans les parties superficielles ; enfin, le muscle tout entier est atteint dans l'observation de Guyon et Contesse.

Avant d'aller plus loin, il nous paraît utile de tirer parti de ces notions anatomo-pathologiques pour *faire remarquer que le procédé opératoire de Dieffenbach, qui est celui adopté par M. le professeur Forgue* (section haute du sterno-cléido-mastoïdien), *attaque le muscle dans sa portion supérieure,* en un point où les adhérences fibro-aponévrotiques qui accompagnent si souvent, — ainsi que nous le disons à la page 23, — la rétraction musculaire, ne sont ni étalées en largeur, ni profondes comme dans le triangle sus-claviculaire. Ces adhérences n'existent le plus souvent même pas à ce niveau. La rétraction musculaire reste donc le seul obstacle à vaincre. Or, la section suffit pour atteindre ce but. Et l'on peut ajouter que, par ce fait même, les résections étendues n'ont plus leur raison d'être.

Le raccourcissement du muscle ainsi transformé a toujours été noté, mais seul Bouvier l'a mesuré comparativement. « Le sterno-mastoïdien du côté droit, plus mince et beaucoup plus étroit que celui du côté gauche, était de moitié plus court. Le faisceau claviculaire avait 3 pouces de longueur à droite et 6 à gauche ; le faisceau sternal, long de 4 pouces 3 lignes du côté droit, avait 7 pouces du côté opposé. » Les mensurations de Guyon et Contesse n'ont pu porter que sur le sterno-mastoïdien droit ; mais, malgré le manque de point de comparaison, il est aisé de noter un raccourcissement énorme. Ces auteurs ont trouvé : 9 centimètres de l'extrémité de l'apophyse mastoïde au sternum, 8 centimètres de ce même point à l'insertion claviculaire, ce que l'on peut bien évaluer à une diminution de moitié pour la longueur totale. Le muscle est très rétréci : le chef sternal n'offre que 1 centimètre en largeur ; étalé, il atteint à peine 2 centimètres ; le chef claviculaire a à peine un demi-centimètre, et moins de 1 centimètre lorsqu'il est étalé. Le muscle est en outre très aminci, mais néanmoins très résistant ; envisagé dans son ensemble, il paraît entièrement constitué par la portion sternale à laquelle se serait surajouté comme un appendice le faisceau claviculaire, qui bientôt se perd en tombant obliquement sur le corps du muscle, à la réunion de son tiers inférieur et de ses deux tiers supérieurs.

Cette atrophie du muscle en longueur et en épaisseur s'accompagne le plus souvent d'un changement de coloration. Le sterno-cléido-mastoïdien affecté est en effet d'un blanc rougeâtre ou quelquefois d'un blanc grisâtre plus ou moins nacré, rappelant l'aspect des expansions tendineuses.

Indépendamment de ces modifications dans ses caractères extérieurs, le muscle subit des changements plus importants encore dans sa structure intime. La fibre musculaire a éprouvé une transformation particulière ; elle a perdu ses qualités charnues, elle est devenue blanchâtre, nacrée ; en un mot, pour J. Guérin, elle a subi la transformation fibreuse. Selon d'autres auteurs, la prédominance du tissu fibreux résulte de l'absorption et de l'atrophie de la partie charnue du muscle, de sorte que les tendons et les aponévroses, qui, dans l'état normal, sont en grande partie cachés par la chair, deviennent plus apparents et paraissent occuper une plus grande partie du muscle. — D'autre fois, l'altération est tout autre. Le muscle a conservé sa forme ou à peu près ; ses dimensions ont varié, car il est moins long et moins épais ; sa couleur est rouge pâle ou légèrement jaunâtre ; sa consistance n'offre plus la résistance et l'élasticité du tissu musculaire normal, elle offre plus d'analogie avec celle du tissu cellulaire. C'est qu'en effet la fibre musculaire a disparu en partie, et il ne reste plus du muscle, pour ainsi dire, que la partie celluleuse, qui semble être demeurée là pour combler le vide et attester sa place. Aussi les fibres musculaires qui restent encore sont moins distinctes, plus friables qu'à l'état normal, et très souvent le tissu cellulaire qui les entoure est infiltré de graisse.

Il nous paraît utile, pour compléter cette étude de la nature des lésions musculaires que l'on observe dans le torticolis congénital, de rapporter une partie de l'observation publiée par Kuss (1) dans la *Revue d'Orthopédie*.

« Les altérations ne sont pas étendues à tout le muscle, elles en respectent une assez grande quantité : d'une manière générale, elles sont bien plus avancées dans les parties profondes que dans les parties superficielles.... Les lésions sont toutes de même ordre : ce sont des lésions de myosite scléreuse interstitielle ; il n'y a nulle part trace de dégénérescence parenchymateuse ; sans doute, certaines fibres étouffées par la sclérose sont atrophiées et beaucoup ont même complétement disparu, laissant comme vestige de leur existence antérieure la gaine sarcolemmatique et les noyaux ; mais, sur les fibres qui persistent, les colorants habituels, pas plus que le violet 5 B ou l'acide osmique, ne permettent de découvrir la moindre altération qualitative : sur les coupes longitudinales la striation est nette ; sur les coupes transversales, les sections du cylindre primitif dessinent d'ordinaire les champs de Conheim. En aucun point du muscle, il n'y a de lipomatose ; les seules

---

(1) Kuss. — *Revue d'Orthopédie*, loc. cit.

parties où l'on trouve des vésicules adipeuses sont celles qui avoisinent la limite extrême du muscle. Ce n'est point là une production pathologique ; c'est le tissu cellulo-adipeux normal qui sépare les grands faisceaux constituants du sterno-mastoïdien.

» Là où les lésions scléreuses sont le plus avancées, c'est dans le faisceau profond cléido-mastoïdien. Elle offrent trois degrés différents. — Le premier stade est constitué par une myosite interstitielle légère, les faisceaux secondaires ont conservé aux simples grossissements leur aspect habituel, mais aux forts grossissements on voit les faisceaux primitifs entourés d'une gaine fibro-celluleuse assez épaisse. — Au second degré, la gangue conjonctive est devenue plus abondante, plus compacte, presque uniquement fibreuse avec peu de cellules ; les faisceaux secondaires sont ainsi dissociés par la sclérose : on est en présence d'un tissu fibreux dense dans lequel sont disséminées de place en place des fibres musculaires, plus ou moins écartées les unes des autres, ou plus ou moins rapprochées, suivant l'intensité de la lésion. La sclérose est diffuse ; le tissu fibreux se continue insensiblement avec le tissu conjonctif des régions voisines. — La troisième forme de la lésion est figurée par des blocs fibreux qui se sont littéralement substitués aux faisceaux secondaires ; ils en occupent la place et ont comme eux des limites bien tranchées, étant séparés les uns des autres par du tissu conjonctif très lâche. En étudiant aux forts grossissements la structure de ces blocs fibreux, on s'aperçoit que, sur les coupes, ils sont pourvus d'un grand nombre de petits trous arrondis creusés dans la masse scléreuse, et occupés souvent par un noyau facile à colorer : ces trous représentent évidemment les gaines de sarcolemme vidées de leurs cellules musculaires qui ont disparu sous l'influence de la compression exercée par le tissu fibreux environnant. En raison de la persistance des noyaux, ces blocs fibreux tranchent par leur richesse nucléaire sur le tissu scléreux avoisinant, qui est pauvre en cellules embryonnaires.

Sur les coupes du tiers inférieur et de la partie moyenne du muscle malade, on voit que la couche superficielle est formée par des faisceaux secondaires normaux, sans myosite, et que la partie profonde est occupée par un tissu fibreux parsemé de fibres musculaires isolées les unes des autres, ayant conservé leur volume et leurs réactions colorantes. Les lésions sont identiques vers le bord externe du muscle. »

Telles sont les lésions musculaires du torticolis.

Elles restent rarement limitées à un seul muscle : les muscles voisins, en raison de leur position vicieuse prolongée, se raccourcissent, se rétractent, et se transforment à leur tour en tissu fibreux. De plus, autour du muscle et profondément, surtout dans les cas de torticolis ancien, on a souvent constaté l'existence de brides fibreuses aponévrotiques qui s'opposent au redressement de la difformité après la section tendineuse.

Lésions autres que les altérations musculaires. — En dehors des lésions musculaires précédentes qui peuvent être considérées pour la plupart comme des lésions primitives, un certain nombre de déformations et d'altérations anatomiques importantes sont la conséquence de l'inclinaison vicieuse permanente de la tête et du cou, qui place quelques organes ou tissus en état d'activité et de distension, d'autres en relâchement.

Les fonctions de quelques-uns des organes placés à la tête ou au cou peuvent être troublées à des degrés fort différents. Les yeux, par exemple, perdant leur situation horizontale et, n'ayant plus leurs axes dans la même direction, commencent à voir avec moins de netteté ; bientôt la confusion des images devient assez grande pour que les malades ne puissent plus se livrer à leurs occupations habituelles. Le strabisme peut même se produire sous l'influence de semblables conditions.

Les mouvements du larynx peuvent aussi être plus ou moins troublés ; le plus ordinairement, cependant, la parole n'est pas modifiée et c'est principalement dans les efforts de la voix, comme dans le chant, qu'on observe des changements remarquables et quelquefois une impuissance presque complète.

Une observation de M. J. Guérin, observation d'un torticolis congénital dû à un arrêt de développement et à une rétraction de la portion sternale du côté gauche chez un jeune homme de 19 ans, nous fait connaître une singulière déformation de la poitrine. « Les épaules, rapporte l'observateur, sont portées en avant et se trouvent dans un plan plus antérieur que celui du sternum, qui est déprimé dans sa moitié inférieure. Les sept premières côtes sont saillantes de chaque côté. La saillie de leurs cartilages, circonscrite en dedans par la dépression du sternum et en bas par un léger rétrécissement circulaire du thorax, soulève assez fortement les grands pectoraux et la peau des environs des mamelons et donne à la poitrine l'apparence d'une gorge de femme. »

Mais, écrit Depaul, il n'est pas de phénomènes plus remarquables à étudier que ceux qui tiennent aux modifications que l'inflexion vicieuse de la tête imprime à la circulation du côté correspondant.

C'est surtout aux chirurgiens modernes qu'on doit d'en avoir bien saisi le mécanisme. Quelques mois suffisent, chez certains sujets, pour qu'il survienne au crâne, à la face et au cou, des déformations que le temps et l'intensité de la maladie pourront, d'ailleurs, singulièrement exagérer. La compression inévitablement subie par les principaux vaisseaux du cou qui correspondent à la courbure cervicale doit modifier la nutrition des parties supérieures et empêcher leur développement uniforme.

En effet, tandis que d'un côté le ralentissement de la circulation produit la diminution dans le volume et un véritable arrêt dans le développement, de l'autre, au contraire, des conditions opposées doivent produire des résultats différents. Ici, l'afflux des matériaux nutritifs est d'autant plus grand qu'il diminue davantage du côté opposé ; on voit s'y développer une sorte d'hypertrophie qui rend beaucoup plus apparente l'atrophie de la région correspondante.

A cette première cause très puissante, Bouvier ajoute le résultat de la rétraction des muscles, c'est-à dire des efforts continuels ayant pour conséquence de raccourcir l'un des côtés du cou, en rapprochant les parties supérieures des inférieures.

De cette double cause, il résulte une difformité complexe. Les parties de la face qui, dans l'état normal, sont situées sur la région antérieure, semblent se porter à l'entour des organes qui s'atrophient et les envelopper en quelque sorte. C'est surtout dans les régions supérieures du visage qu'ont lieu les effets les plus marqués : les arcades orbitaires ne sont plus à la même hauteur. Le front, plus ou moins oblique, est plus large du côté sain ; le crâne est aussi notablement plus volumineux dans le même sens ; le nez devient oblique ; les commissures de la bouche éprouvent le même changement : celle qui correspond au muscle rétracté est abaissée, tandis que l'autre s'est élevée. Les joues subissent une déviation analogue.

Cette hémiatrophie et cette asymétrie du crâne et de la face du côté du torticolis sont assez fréquemment observées. Elles ont été principalement étudiées par Broca, Nélaton, Bouvier,

J. Guérin, Eulenburg, Witzel, Krummacher, Petersen, Meinhard Schmidt, Golding Bird, W. Osler et Beely.

Lorsque la compression s'est longtemps prolongée sur les vaisseaux avec une certaine intensité, leur calibre diminue. L'autopsie a permis de constater dans des cas de ce genre que la carotide du côté malade était moindre que sa congénère.

Les os eux-mêmes cessent de s'accroître et se déforment. Voici ce que dit à ce sujet le docteur Redard (1) : « Les lésions de la colonne vertébrale, justement signalées par Sharp et Boyer (2), sont très fréquentes, lorsque le torticolis est observé à une période assez éloignée de la naissance. Ces lésions, qui sont d'origine scoliotique et proviennent de la courbure prolongée du rachis, ont été confondues à tort avec des altérations importantes des vertèbres et de leurs articulations, telles que productions osseuses et soudures des vertèbres (Bouvier, Guyon), léger glissement de l'axis sur l'atlas (Bouvier), arthrite occipito-atloïdienne, qui doivent être rattachées aux formes articulaires du torticolis non congénital, dans lesquelles le rachis est primitivement atteint.

Les altérations scoliotiques des vertèbres dans le torticolis varient suivant la forme et le siège des courbures vertébrales. On note en général une asymétrie de la région cervicale du rachis, principalement marquée au niveau de la quatrième vertèbre, avec amincissement (Bouvier), affaissement, diminution de hauteur des corps vertébraux du côté de la concavité de la déviation correspondant au côté du torticolis. Les corps vertébraux et les apophyses transverses sont en rotation et proémi-

---

(1) Redard. — *Le torticolis et son traitement*, Paris 1898.
(2) Sharp. — A *treatise on the opérations of surgery*, 1782.

nent du côté de la convexité. Les apophyses transverses sont souvent atrophiées et aplaties du côté de la concavité. Le trou vertébral, du côté du torticolis, est plus grand que du côté opposé.

La longueur et la situation des ligaments vertébraux sont modifiées par la position vicieuse du rachis. Ces ligaments sont rétractés du côté de la concavité, atrophiés et relâchés du côté de la convexité.

La nature de certaines lésions anatomiques des vertèbres, souvent observées dans le torticolis ancien, explique la possibilité du redressement complet, plus ou moins rapide, des scolioses après les sections tendineuses et démontre la nécessité d'un traitement orthopédique consécutif et rigoureux des déviations vertébrales.

CHAPITRE II

Déductions thérapeutiques et opératoires
Etude des cinq plans de la région

De l'anatomie de la région sterno-mastoïdienne découlent des conséquences de la plus haute importance sur l'utilité que peut offrir le procédé de section du muscle sterno-mastoïdien à ciel ouvert. Pour écrire cet important chapitre, nous avons mis à profit les travaux les plus récents. L'Anatomie descriptive de Poirier, et le Traité d'anatomie topographique de Tillaux, nous ont été particulièrement d'un grand secours ; et nous avons puisé largement dans les thèses de Ducurtil (1) et de Pech (2), ainsi que dans la thèse de Maubrac (3) qui est, sans contredit, l'étude la plus complète et la plus documentée sur ce sujet.

La région qui nous occupe a été indifféremment appelée région sterno-mastoïdienne ou carotidienne. Cette dernière

---

(1) Ducurtil. — *De la Ténotomie à ciel ouvert comme traitement du torticolis musculaire chronique.* Th. de Paris, 1889, n° 143.

(2) Pech. — Th. de Montpellier, 1897, n° 70.

(3) Maubrac. — *Anatomie et physiologie du S. Cl. M.* — Thèse de Bordeaux, 1883, n° 38.

dénomination est caractéristique au point de vue des rapports qui existent entre le muscle et les gros vaisseaux du cou.

Rappeler la superposition des plans constitutifs de cette région, c'est indiquer à la fois les divers temps de l'opération curatrice du torticolis et les organes que cette opération doit respecter, ou plutôt qu'elle permet de respecter à coup sûr.

Nous passerons donc en revue les différents plans de la région sterno-cléido-mastoïdienne, en insistant plus spéciale- ment sur les rapports si importants du muscle avec les vais- seaux. Nous signalerons en même temps les anomalies les plus fréquentes que l'on peut observer.

Premier plan. — La peau, à part sa grande mobilité, ne présente rien de bien particulier. Chez les sujets amaigris ou âgés, elle offre des plis plus ou moins nombreux et même deux fossettes, l'une en avant et en dedans du faisceau sternal, l'autre en arrière et en dehors du faisceau claviculaire.

Deuxième plan. — Au-dessous de la peau, on rencontre successivement la couche cellulaire sous-cutanée, l'aponé- vrose cervicale superficielle et le peaucier. Dans l'étude de ce deuxième plan, on comprend d'habitude celle des deux veines jugulaires superficielles.

Quelques auteurs, remarquant la fusion presque complète et constante de l'aponévrose superficielle avec la couche sous- cutanée, n'admettent pas le dédoublement de l'aponévrose au niveau du peaucier. Quoiqu'il en soit, dans cette couche sous- cutanée se rencontrent des branches du plexus cervical super- ficiel ou, pour plus de précision, des rameaux de la branche sus-claviculaire de ce plexus, rameaux d'ailleurs sans impor- tance et dont il n'y a pas lieu de se préoccuper dans l'incision.

Le peaucier se dirige de bas en haut et d'arrière en avant ; il recouvre les insertions du sterno-cléido-mastoïdien, sauf à la partie interne. Il est difficile de le distinguer des tissus sous-jacents à cause de la minceur extrême de ses fascicules.

La veine jugulaire externe, qui croise le muscle sterno-cléido mastoïdien en bas et en dehors vers sa partie moyenne, ou plutôt au-dessous de cette partie moyenne, est située en bas et en arrière du bord postérieur du faisceau claviculaire qu'elle contourne pour plonger dans le creux sus-claviculaire. Derrière ce tendon cléido-mastoïdien, sa distance est très inégale puisque elle varie entre un centimètre et quelques millimètres : de là, le danger de la section sous-cutanée du tendon claviculaire du muscle.

La veine jugulaire antérieure se termine aussi dans la sous-clavière, un peu en dehors de la précédente ; son abouchement par un tronc commun avec la jugulaire externe a été signalé. Dans sa moitié inférieure, la jugulaire antérieure est recouverte par le feuillet superficiel de l'aponévrose cervicale et repose sur les muscles de la région sous-hyoïdienne. Son calibre est moindre que celui de la jugulaire externe et elle se perçoit moins bien sous la peau. On a noté de nombreuses anomalies qui font varier les rapports de ces vaisseaux avec le muscle et sont autant d'arguments contre la ténotomie aveugle.

Troisième plan. — Le troisième plan de la région caroti-dienne est uniquement constitué par le muscle sterno-cléido-mastoïdien et sa gaine aponévrotique.

L'aponévrose cervicale, sous-jacente au fascia superficialis, se dédouble en atteignant d'avant en arrière le bord antérieur du muscle pour constituer à celui-ci une gaine complète, puis se reforme en feuillet unique au niveau du bord postérieur. Elle unit ainsi d'une façon très étroite les faisceaux sternal et claviculaire. C'est quand on a artificiellement séparé ces deux faisceaux qu'on voit se produire entre eux une sorte de fenêtre laissant apercevoir le plan sous-jacent : les gros vaisseaux, croisés vers l'angle supérieur de l'entre-bâillement par le muscle omo-hyoïdien.

Etendu obliquement de la partie antérieure et supérieure du thorax, en bas, à l'apophyse mastoïde, en haut, le sterno-cléido-mastoïdien est un muscle puissant dont W. Krause a donné (1), en 1876, la composition théorique. En réalité, le sterno-cléido-mastoïdien est constitué par quatre muscles :

1° Un sterno-mastoïdien, c'est la portion la plus importante ;

2° Un sterno-occipital ;

3° Un cléido-occipital (en rapport inverse avec le développement de la portion sterno-occipitale, et habituellement plus large que cette dernière) ;

4° Un cléido-mastoïdien, le plus considérable après le sterno-mastoïdien.

Cette disposition théorique n'est point une vue absolument spéculative ; bien au contraire, elle est conforme aux faits d'observation et, d'ailleurs, est adoptée sans conteste.

Il n'est point rare de rencontrer le type quadrijumeau complet : Maubrac en a observé six cas bien nets, et Hallet, Wood, Curnow, Kölliker, l'ont mentionné.

Ces anomalies, habituelles chez l'homme, s'expliquent facilement par l'isolement ou l'absence de ces divers faisceaux.

---

(1) W. Krause.—*Centralblatt für die medicinischen Wissenschaften*, 1876, n° 25.

La portion cléido-occipitale, comme la portion sterno-occipitale, peuvent être très faibles ou même faire défaut. Les portions sterno-mastoïdienne (qui peut aussi manquer) et cléido-mastoïdienne sont les plus fixes.

Les faisceaux sterno-mastoïdiens naissent du manubrium et viennent s'attacher à la face externe de l'apophyse mastoïde et à la partie de l'os temporal qui continue cette apophyse.

Les faisceaux sterno-occipitaux partent également du sternum, pour aboutir à la ligne occipitale supérieure, en arrière des précédents. — L'ensemble de ces faisceaux constitue le chef sternal.

Les faisceaux cléido-mastoïdiens partent du quart interne de la clavicule et gagnent le bord antérieur de l'apophyse mastoïde en passant au-dessous des faisceaux précédents. L'ensemble des faisceaux cléido-mastoïdiens avec les faisceaux cléido-occipitaux constitue le chef claviculaire.

« Le cléido-occipital, ainsi nommé par Wood (1) qui lui a consacré un article important, est, dit Maubrac (2), le faisceau surnuméraire le plus intéressant, le plus fréquent et aussi le plus étudié.

Autant est fixe le cléido-mastoïdien, autant est variable le cléido-occipital. C'est un ruban aplati et superficiel, distinct des autres faisceaux musculaires, et qui, comme son nom l'indique, va de la clavicule à l'occipital. Son insertion supérieure ne varie que par l'étendue ; elle se fixe toujours immédiatement en dehors et en arrière du sterno-mastoïdien (du sterno-occipital lorsqu'il existe), lui est à peu près parallèle,

----

(1) Wood. — *Transactions of Roy. Soc. of London,* 1869.
(2) Maubrac. — *Loc. cit.*

s'insère sur la ligne courbe supérieure de l'occipital, s'étend plus ou moins loin et souvent jusqu'aux insertions supérieures du trapèze.

Sur la clavicule, il peut s'insérer : 1° sur le même plan que le cléido-mastoïdien, c'est-à-dire que ses fibres ne semblent faire qu'un même muscle avec le cléido-mastoïdien et en être la continuité directe en dehors ; mais tandis qu'en arrière ce dernier gagne l'apophyse mastoïde, le cléido-occipital s'écarte de lui et gagne en arrière la ligne courbe occipitale.

Ce mode d'insertion est assez rare et nous l'avons observé cinq fois pour notre part : elle se fait par de courtes fibres tendineuses et des fibres musculaires. Mais celui qui nous semble normal, ou du moins le plus fréquent, est le suivant : « Du bord antérieur de la clavicule, ou de la face supérieure de cet os, au devant du cléido-mastoïdien, dont elle est distante de 2 à 8 millimètres, selon le développement de la clavicule, s'élève une bande musculaire à peu près rectangulaire. Cette bande naît de diverses façons : ou bien ce sont des faisceaux tendineux arrondis, longs et grêles, qui viennent s'implanter sur l'os et donnent ensuite naissance aux fibres musculaires, ou bien la fibre musculaire semble s'insérer directement sur l'os, tellement sont courtes les fibres tendineuses. Cette nappe, à son origine, est généralement assez mince ; claire, presque transparente, elle ne tarde pas à s'épaissir à mesure qu'elle s'élève, et devient exclusivement charnue. Située au-devant du cléido-mastoïdien, elle le recouvre et croise la direction de ses fibres. Quant à sa largeur, elle est très variable, et si, d'une manière générale, on peut dire que ce chef est lié au développement des autres muscles, on peut l'observer relativement développé chez des sujets maigres, et constitué par quelques faisceaux très grêles chez les sujets les plus robustes. Depuis un faisceau de 2 à 3 millimètres jusqu'à une nappe de 4 centimètres 1/2, on rencontre tous les degrés intermédiaires ; sa largeur peut même être plus considérable, et il n'est pas rare alors de le voir se fusionner avec des muscles voisins. »

Il est une considération, développée par M. Farabeuf, et qui est très importante : c'est à savoir la division de cet ensemble musculaire, formé par les quatre faisceaux dont nous venons de donner la description, en deux parties distinctes, une superficielle et une profonde.

Sur un sujet présentant les quatre faisceaux bien développés, Maubrac a coupé le muscle en travers. Le sterno-mastoïdien, le sterno-occipital et le cléido-occipital, formant une couche presque ininterrompue, se trouvent situés superficiellement, tandis que le cléido-mastoïdien est profond, totalement recouvert et très volumineux.

Il semble que le sterno-mastoïdien est continué par une bande très mince qui suit le bord antérieur de la clavicule, va à la rencontre du trapèze en passant au-devant du cléido-mastoïdien, avec lequel elle ne contracte aucune adhérence. Il y a indépendance complète entre le cléido-mastoïdien et le muscle superficiel.

Maubrac a vu aussi le sterno-mastoïdien s'unir au sterno-occipital. Ce dernier constitue une bande ininterrompue avec le cléido-occipital qui peut se fusionner avec le trapèze. « Mais, déclare le même auteur, ces faisceaux occipitaux ne nous ont jamais paru avoir de connexion avec le cléido-mastoïdien. Bien plus, dans leurs insertions inférieures, le seul point où leurs fibres soient en rapport avec avec le cléido-mastoïdien, nous avons trouvé un interstice, variable selon le développement de la clavicule, mais toujours très appréciable, permettant de conserver le plan superficiel du sterno-mastoïdien. Ce muscle superficiel s'insère, en effet, sur la face antérieure du sternum ; sur le bord antérieur de la clavicule, les fibres tendineuses s'entre-croisent avec celles du pectoral quelquefois, tandis que l'insertion du cléido-mastoïdien a lieu sur la face supérieure et postérieure de la clavicule ».

Après ce qui précède, il est aisé de se rendre compte que le développement du cléido-occipital pourra être une cause d'échec dans le traitement du torticolis par la ténotonie sous-cutanée, et que le muscle superficiel est plus accessible au froid, par conséquent plus facilement malade que le faisceau cléido-mastoïdien, qui est mieux protégé.

Il résulte également, de la description précédente, que l'on peut assimiler à une figure trapézoïde la configuration générale du sterno-cléido-mastoïdien dans son ensemble. Le plus petit côté de ce trapèze est représenté par les insertions supérieures du muscle. Or, c'est précisément à ce niveau, où le muscle est le plus étroit, le plus ramassé sur lui-même que le procédé de Dieffenbach, adopté par M. le professeur Forgue, fait porter la section. Nous décrirons en détail ce manuel opératoire au chapitre du traitement chirurgical, et nous n'avons pas à nous y appesantir ici. Mais il était nécessaire de signaler, dès à présent, cet avantage de la méthode de notre Maître.

Quatrième plan. — Si l'on enlève le muscle sterno-cléido-mastoïdien, on tombe sur l'aponévrose cervicale moyenne, l'anse aponévrotique triangulaire qui s'insère à la face postérieure du sternum et au bord postérieur de la clavicule pour s'élever jusqu'à l'os hyoïde et au muscle omo-hyoïdien. Son rapport le plus important est celui qu'elle affecte avec les troncs veineux brachio-céphaliques et les veines sous-clavières, auxquels elle forme une gaîne qui les fixe au sternum et à la clavicule.

La veine jugulaire antérieure et la veine jugulaire externe la traversent à la partie inférieure. Cet engainement offre une certaine importance, à raison de la pénétration possible de l'air dans les vaisseaux qui, grâce à cette disposition anatomique, restent béants après l'incision, ainsi que le démontre une observation de J. Guérin.

Le nerf accessoire, ou spinal, traverse lui aussi la face profonde de l'aponévrose pour venir innerver le sterno-cléido-mastoïdien. Il sort du crâne dans une gaine de la dure-mère qui lui est commune avec le nerf pneumogastrique. A sa sortie du trou déchiré postérieur, le spinal se partage en deux branches : une branche interne et une branche externe. Cette branche externe, plus volumineuse, essentiellement formée par les filets médullaires contrairement à la branche interne constituée surtout par les filets bulbaires, est spécialement destinée à l'innervation des muscles sterno-cléido-mastoïdien et trapèze. Dès son origine, elle se porte en bas, en arrière et en dehors. Elle est en rapport, à ce niveau : en avant, avec la face postérieure de la jugulaire interne, des muscles styliens et du digastrique ; en arrière, avec les apophyses transverses des vertèbres cervicales doublées par les muscles grand droit antérieur et long du cou et avec l'artère occipitale. La branche externe du nerf spinal arrive ainsi à la face profonde du sterno-cléido-mastoïdien qu'elle traverse, en compagnie de la branche sterno-mastoïdienne de l'artère occipitale, à sa partie supérieure, « à 4 ou 5 centimètres environ de la pointe de l'apophyse mastoïde », précise Poirier (1), « à l'union du tiers supérieur du muscle avec son tiers moyen », écrit Van Gehuchten (2).

Les chiffres ci-dessus sont évidemment empruntés à des mensurations effectuées sur des adultes et il faut remarquer, pour tenir compte de la différence possible, qu'on opère habituellement des enfants pour torticolis. Mais, ce qu'il importe de retenir, c'est que, dans cette portion supérieure de la région sterno-mastoïdienne, le spinal se trouve, en somme, bas situé. D'ailleurs, les traités de médecine opératoire signalent tous l'importance du point de repère constitué par le sommet très saillant de l'apophyse transverse de l'atlas. Au-dessus de cette apophyse, le chirurgien ne court aucun risque de blesser le spinal.

Cette condition, remarquons-le, est réalisée dans le procédé employé par M. le professeur Forgue, dans la section haute du sterno-cléido-mastoïdien.

L'artère occipitale (3), dont la branche sterno-mastoïdienne irrigue le muscle, ainsi que nous venons de le dire, naît de la face postérieure de la carotide externe, à peu près au même niveau que la linguale et la faciale, le plus souvent en regard de cette dernière. Son volume est inférieur à celui des trois branches déjà émises par le tronc carotidien, mais il surpasse celui de l'auriculaire postérieure.

Elle se dirige obliquement en haut et en arrière jusqu'au niveau de l'apophyse tranverse de l'atlas : là, elle se réfléchit

---

(1) Poirier. — *Traité d'anatomie humaine ; Névrologie* p. 896-897.

(2) Van Gehuchten. — *Anatomie du système nerveux de l'homme,* p. 479.

(3) Poirier. — *Traité d'anatomie humaine ; Angéiologie,* p. 679 et suiv.

pour se diriger horizontalement en arrière et en haut, sous le splénius, où elle se recourbe pour devenir verticalement ascendante dans sa dernière portion. Presque superficielle à son origine, elle devient bientôt très profonde, pour redevenir superficielle vers sa terminaison.

A son origine, l'artère est croisée par le bord antérieur du sterno-cléido-mastoïdien ; puis elle s'enfonce et vient au contact de la veine jugulaire interne, sur une longueur de plus d'un centimètre. Entre l'artère et la veine, s'insinue le nerf hypoglosse, qui se réfléchit autour de l'occipitale pour se porter en bas et en avant, tandis que l'artère se dirige en haut et en arrière. De là, elle suit le bord inférieur du digastrique, et ne tarde pas à s'engager sous ce muscle. Le nerf spinal, oblique en bas, en dedans et en arrière, s'insinue aussi entre la veine jugulaire interne et l'artère, dont il croise perpendiculairement la face profonde. L'occipitale arrive ainsi jusqu'à la face supérieure de l'apophyse transverse de l'atlas ; elle passe entre l'atlas et l'occipital, laissant parfois sur cet os une empreinte ; à ce niveau, elle est très profondément située sous les insertions supérieures du sterno-cléido-mastoïdien et du trapèze. Devenue superficielle, elle repose sur l'occipital, recouverte par l'aponévrose épicrânienne et la peau, engainée dans un lacis fibreux dense, qui rend sa dissection très difficile ; dans quelques cas, elle perfore l'insertion supérieure du trapèze.

L'occipitale est flexueuse, en raison de la mobilité de la région qu'elle parcourt. Dans son long trajet, elle donne de nombreuses collatérales. Les principales sont :

L'artère sterno-mastoïdienne supérieure, qui naît de l'occipitale, au moment où l'hypoglosse vient la croiser, se réfléchit autour de ce nerf et se dirige transversalement en dehors pour pénétrer la face profonde du sterno-cléido-mastoïdien dans laquelle elle se termine ; l'artère stylo-mastoïdienne, qui naît sous les insertions supérieures du digastrique, s'insinue entre ce muscle et le stylo-hyoïdien et gagne ainsi la face externe du nerf facial avec lequel elle pénètre dans le trou stylo-mastoïdien ; des branches musculaires, enfin, qui naissent de la portion horizontale de l'artère, et se rendent dans le petit oblique, le grand complexus, et le splénius.

Voici ce que Farabeuf (1) écrit, dans son Précis de manuel opératoire, au sujet de l'occipitale. Pour lier l'artère occipitale, « on fait une incision presque horizontale, commençant à la pointe de l'apophyse mastoïde, et se prolongeant à 0ᵐ,05 en arrière et un peu en haut. On coupe trois muscles : la partie postérieure du sterno-cléido-mastoïdien et son aponévrose, puis le splénius, enfin le petit complexus. — Cela fait, l'indicateur plongé dans l'angle antérieur de la plaie sent facilement l'apophyse mastoïde et, au-dessous, l'énorme apophyse transverse de l'atlas ; entre les deux, passe l'artère sous-jacente et accolée au ventre postérieur du digastrique, entre ce muscle et l'oblique supérieur. — La veine occipitale, recevant en ce point un gros rameau mastoïdien venant du sinus latéral, doit être ménagée autant que possible ».

Les détails d'anatomie topographique sont très utiles à connaître dans la section haute du sterno-cléido-mastoïdien. La notion exacte de la situation occupée par des organes aussi importants permettra au chirurgien de les éviter ou, si au cours de l'opération il vient à les rencontrer, de les ménager. C'est pourquoi nous avons insisté en les décrivant.

----

(1) L.-H. Farabeuf. — *Précis de manuel opératoire*, 4ᵉ éd., p. 81-82.

Cinquième plan. — L'aponévrose cervicale moyenne enlevée à son tour, on trouve plusieurs muscles et surtout de nombreux vaisseaux et nerfs.

Les muscles sont : l'omo-hyoïdien, le sterno-hyoïdien, le sterno-thyroïdien et le scalène antérieur. Nous nous contenterons de les citer, pour insister davantage sur les organes vasculo-nerveux.

Le nerf phrénique, couché sur le scalène antérieur, disparaît en bas, derrière la clavicule, pour pénétrer dans le thorax.

La veine jugulaire interne est située sur un même plan que le muscle sterno-thyroïdien ; elle est ordinairement très volumineuse, d'autant plus d'ailleurs que les jugulaires superficielles le sont moins ; elle correspond, pour le courant veineux, aux courants artériels de la vertébrale, de la carotide interne et d'une partie de la carotide externe. Chez quelques sujets, elle est si volumineuse, lors de l'expiration, qu'elle recouvre complètement l'artère. Elle va s'unir, un peu en dehors de l'articulation sterno-claviculaire, à la veine sous-clavière pour recevoir : à droite, la grande veine lymphatique, à gauche, le canal thoracique.

Quant à la sous-clavière, quoique les auteurs s'appliquent à la décrire dans la région sus-claviculaire, elle appartient presque entièrement, surtout à droite, à la région qui nous occupe. « Elle est, en effet, écrit Richet (1), dans toute la portion qui s'étend de sa naissance à son entrée entre les scalènes, recouverte par les insertions inférieures du muscle sterno-mastoïdien. Oblique en haut et en dehors à son origine, plus courte que la gauche de toute la longueur du tronc brachio-.

(1) Richet. — *Traité pratique d'anatomie médico-chirurgicale.*

céphalique, elle décrit une courbe à convexité supérieure, dont le sommet dépasse la clavicule vers son tiers interne et dont la concavité embrasse la première côte. Elle répond, en avant, à l'articulation sterno-claviculaire et aux attaches des muscles sterno- et thyro-hyoïdiens, dont elle est séparée par les veines jugulaire interne et sous-clavière ; elle est croisée par les nerfs grand sympathique et pneumogastrique ; le nerf récurrent, qui s'en détache, l'embrasse dans son anse ; le nerf diaphragmatique, qui repose sur le scalène antérieur, passe en ce point au-devant d'elle ».

Les vaisseaux artériels présentent quelques différences suivant qu'on les étudie à droite ou gauche. La carotide primitive droite naît du tronc brachio-céphalique, derrière l'articulation sterno-claviculaire ; à gauche, elle naît directement de l'aorte, comme la sous-clavière du même côté. La première est séparée du sterno-cléido-mastoïdien par les muscles sterno-hyoïdien et sterno-thyroïdien ; sa direction est verticale, tandis que son homologue à un trajet plus oblique de dedans en dehors et d'arrière en avant.

D'après Paulet et Sarrazin (1), la carotide droite serait séparée de la jugulaire par un intervalle pouvant aller jusqu'à trois centimètres.

Richet (2), qui a fait de nombreuses mensurations, donne, pour cette région, les résultats suivants : « La sous-clavière gauche, la plus profonde de ces diverses artères est distante de la clavicule de 4 centim. 1/2, la carotide gauche de 4 centimètres, la carotide droite de 3 centim. 1/2, et la sous-clavière

---

(1) Paulet et Sarrazin. — *Anatomie topographique.*
(2) Richet. — *Loc. cit.*

droite, la plus superficielle de toutes, de 3 et même de 2 centimètres 1/2. »

La solidarité qui existe entre le sterno-mastoïdien et le faisceau vasculo-nerveux, composé des artères carotides, de la veine jugulaire interne et des nerfs pneumogastrique et grand sympathique, qu'il recouvre et protège, est donc réelle. « On croit généralement, dit Richet (1), que ce muscle, après avoir inférieurement passé au devant des vaisseaux, se déjette ensuite en dehors et n'a plus avec eux que des rapports de voisinage. Cela est vrai si l'on étudie les rapports après avoir isolé le muscle des lames aponévrotiques qui l'enveloppent, car alors il se ramasse sur lui-même, s'arrondit, devient flasque et s'infléchit en arrière, laissant ainsi à découvert tout le paquet vasculo-nerveux. Mais si, au contraire, on dissèque les fibres musculaires en conservant l'aponévrose, ainsi qu'on doit toujours le faire en anatomie chirurgicale, on voit que, maintenu par les feuillets fibreux, le muscle reste étalé et recouvre complètement et dans toute leur étendue, non seulement la carotide primitive, mais encore les carotides externe et interne.... Il résulte de là que le muscle sterno-mastoïdien, qui est bien réellement le satellite, non pas seulement de la carotide primitive, comme le dit M. Cruveilhier, mais des artères carotides, de la veine jugulaire interne, et des nerfs pneumogastrique et grand sympathique, ne peut être envisagé isolément de ces organes.»

Telle est la topographie de cette intéressante région. Nous avons vu que les rapports entre le muscle et les vaisseaux sont nombreux et importants. Ils ne peuvent ni ne doivent donc

_____

(3) Richet. — *Loc. cit.*

être méconnus sans inconvénients plus ou moins graves dans une intervention chirurgicale.

Cette intervention, — et ces déductions thérapeutiques découlent nettement de l'exposé de la première partie de notre thèse — , devra être en même temps précoce et complète :

Précoce, pour ne pas laisser aux lésions dues au torticolis le temps de s'aggraver en s'invétérant ;

Complète, parce qu'elle serait inutile si les parties tendineuses, fibreuses, aponévrotiques et musculaires, qui s'opposent au redressement parfait de la difformité, n'étaient pas sectionnées dans toute leur étendue.

La méthode de la ténotomie à ciel ouvert, au sujet de laquelle nous reviendrons dans la deuxième partie de ce travail, a d'ailleurs réalisé un important progrès en permettant cette section complète de *toutes* les parties rétractées dans les torticolis anciens.

DEUXIÈME PARTIE

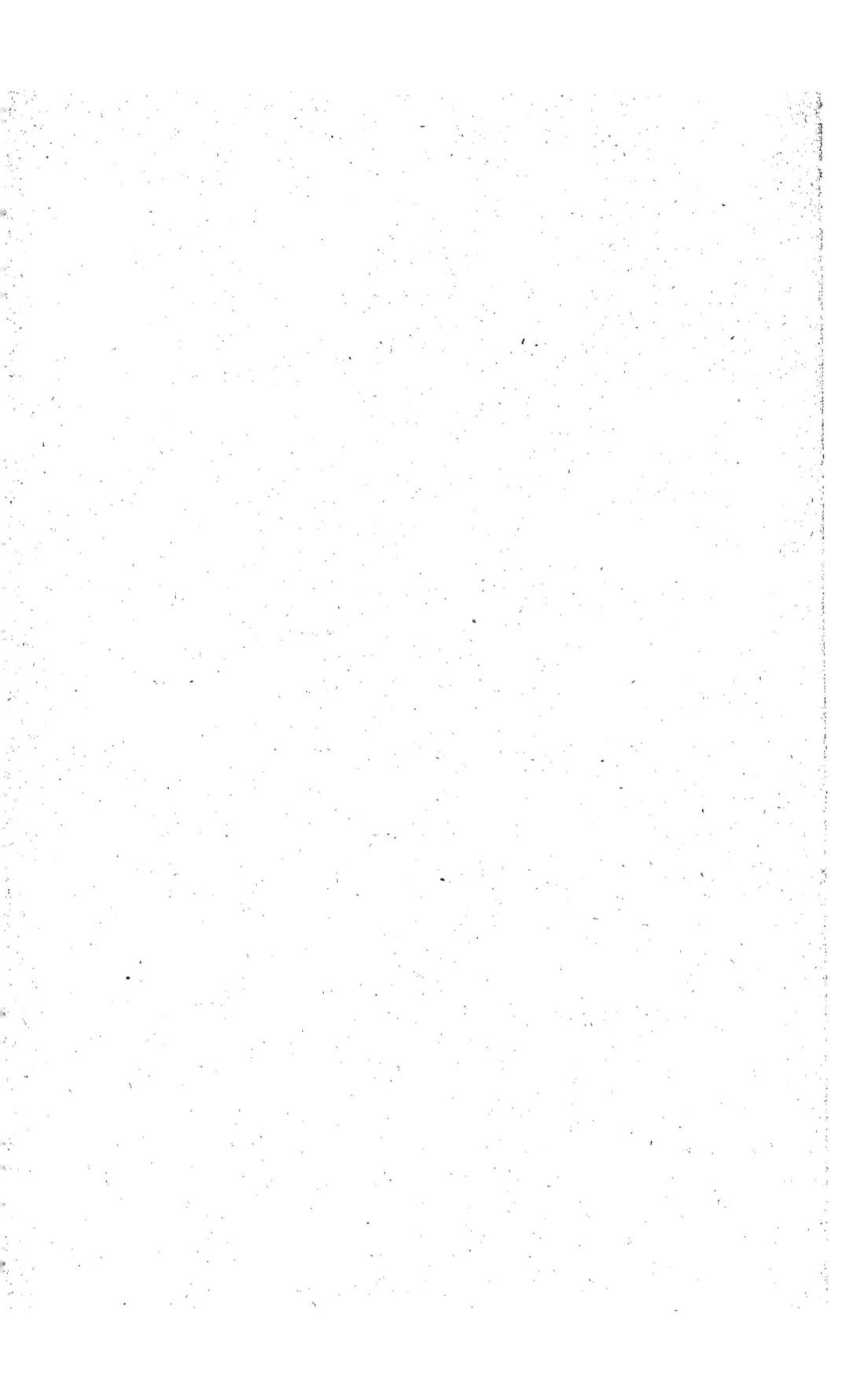

DEUXIÈME PARTIE

CHAPITRE PREMIER

TRAITEMENT CHIRURGICAL

Traitement chirurgical du torticolis congénital. — Sa nécessité.
Ténotomie sous-cutanée. — Méthode à ciel ouvert. — Valeur respective de
ces deux méthodes. — Supériorité de la dernière.
Procédés opératoires les plus usités actuellement. — Manuel opératoire de M. le
professeur Forgue.
Drainage et pansement.

« Il n'existe qu'un seul mode de traitement rationnel et effi-
cace du torticolis congénital par rétraction : c'est la section du
faisceau musculaire rétracté. Que des massages longtemps
prolongés et faits intelligemment, aidés de l'électrisation, aient
pu, à la longue, rendre au muscle sa longueur normale, c'est
possible, je ne le conteste pas ; mais le succès est douteux. Et
quand je songe qu'à l'aide d'une opération légère, absolument
inoffensive, on peut arriver en un instant à un résultat que des
années de traitement n'obtiendront peut-être jamais, je ne
comprends pas l'hésitation ». Ainsi s'exprime Tillaux (1) dans
son Traité de chirurgie clinique, à l'article Torticolis.

---

(1) Tillaux. — *Traité de chirurgie clinique*, 4° éd., t. I, 537.

L'intervention est donc nécessaire. «A quelle époque, continue
le même auteur, convient-il d'opérer ? On n'opère pas, ordinai-
ment, dans les deux ou trois premières années de la vie pour
plusieurs raisons. Quoique le torticolis existe déjà à la naissance, il est peu apparent, beaucoup moins, par exemple, que
le pied bot, auquel il peut être si justement comparé ; aussi ne
songe t-on même pas à une opération. A mesure que l'enfant
grandit, le côté sain se développant beaucoup plus que le côté
malade, la difformité devient de plus en plus apparente, et
nous avons tous vu (ce qui est beaucoup plus rare aujourd'hui)
des individus abandonnés à eux-mêmes dont la tête touchait
l'épaule et était absolument immobilisée dans cette position
vicieuse ce qui les obligeait à se mouvoir tout d'une pièce pour
regarder à droite ou à gauche.

De plus, quand le muscle est divisé, il faut un appareil pour
en maintenir les deux bouts écartés ; or, un tout petit enfant
supporterait avec peine un appareil qui pourrait gêner son
alimentation, sans compter que l'application de l'appareil
serait elle-même très difficile ».

Le docteur Redard (1) conseille cependant d'opérer dès la
troisième année. « La limite de sept ans, dit-il, fixée par les
chirurgiens, nous paraît trop éloignée et nous trouvons de
grands avantages à redresser la difformité dans les premières
années de la vie. Au-dessous de deux ans, la section musculaire,
qu'elle soit faite par la méthode sous-cutanée ou à ciel ouvert,
peut présenter quelques dangers ; la contention et le traitement
consécutif sont plus difficilement supportés. Nous avons cependant opéré avec succès deux jeunes enfants de deux ans ».

_____

(1) Redard. — *Le torticolis et son traitement*, Paris, 1898, p. 154.

Il faut donc intervenir, et intervenir précocement. Actuellement, tous les auteurs sont d'accord sur ce point.

En quoi consistera cette intervention ? Que faudra-t-il et comment devra-t-on sectionner ?

« Il faut savoir reconnaître, dit M. le professeur Forgue (1), et traiter, dans leur cause, certains torticolis : telles ces attitudes penchées que prennent les sujets atteints d'otite ou de strabisme, ou de taies cornéennes. Un diagnostic préalable qu'il faut toujours établir avec soin, chez les enfants, dans le cas d'une déviation permanente, c'est celui de la contracture musculaire symptomatique d'un mal de Pott cervical : la pression douloureuse sur les vertèbres, l'immobilisation totale du cou, la non-constatation de la corde inextensible formée par le sterno-mastoïdien, permettront de fixer ce diagnostic et d'éviter toute manœuvre offensante à ce foyer d'ostéite rachidienne. Il faut savoir, enfin, que maintes fois, dans le torticolis congénital, les parents ne s'aperçoivent que tardivement de la déviation et soutiennent qu'elle est apparue récemment, ce que démentent le raccourcissement marqué du muscle et l'hémiatrophie faciale. »

Mais si nous constatons l'existence d'un torticolis par rétraction et que nous devions recourir au traitement de cette forme de déviation du cou, la plus communément observée dans la chirurgie orthopédique, quel sera notre choix entre la ténotomie sous-cutanée et la section à ciel ouvert ?

Pour apprécier les avantages que présente la ténotomie à

_____

(1) Forgue et Reclus. — *Traité de thérapeutique chirurgicale* , 1898, p. 433.

4

ciel ouvert et pour en préciser les indications, il est bon de rappeler les inconvénients qui résultent parfois du procédé de Dupuytren.

Depuis Dieffenbach, la plupart des auteurs qui ont écrit sur le traitement chirurgical du torticolis ont signalé des accidents consécutifs à l'emploi de la méthode sous-cutanée, et il n'est peut-être pas de chirurgien, même très expérimenté, qui n'ait eu à en noter quelqu'un, si minime soit-il. Sans doute, il ne faut pas s'exagérer le péril de la section sous-cutanée. Mais, sans vouloir assombrir le tableau outre mesure, nous retiendrons l'aveu de Dubrueil, de Velpeau, de Saint-Germain, qu'il n'est pas toujours possible d'éviter la blessure de la jugulaire externe, par exemple.

Voyons quelles sont les complications les plus souvent observées à la suite de la ténotomie sous-cutanée.

En premier lieu, nous trouvons l'hémorragie qui, à la vérité, est rarement grave. Elle peut provenir, soit du réseau veineux sous-cutané, soit de la veine jugulaire antérieure ou de la jugulaire externe qui sont signalées comme ayant pu lui donner naissance. Il est arrivé à Volkmann de léser la jugulaire interne elle-même. Voici comment le chirurgien allemand s'exprime à ce sujet, dans un article publié en 1885 (1) : « En voulant sectionner des brides profondément situées, je blessai la veine jugulaire interne. Cet accident, je dois le dire, n'eut pas de suites fâcheuses : un bandage compressif suffit à arrêter l'hémorragie. » Mais on ne saurait affirmer qu'il en doive être toujours ainsi, et un accident de cette nature pourrait bien n'avoir pas toujours des conséquences aussi simples entre les mains

_____

(1) Volkmann. — *Centralblatt für Chirurgie*, n° 14, S. 233, 1885.

d'un opérateur moins habile et moins expérimenté. D'ailleurs, comme le dit Pech (1), ne peut-il pas, tout au moins, en résulter un retard dans la cicatrisation, parfois même (2) la formation d'un thrombus ?

On a également signalé deux cas de blessure du nerf phrénique : des spasmes nerveux et une toux opiniâtre furent les seuls symptômes observés. Gunther (3), de Torgau, rapporte qu'un jeune garçon opéré par la méthode sous-cutanée présenta pendant quelques jours une hémicrânie très prononcée. Londe a relaté des cas de névralgies rebelles consécutives à des lésions nerveuses, en particulier chez un enfant opéré par Bouvier.

En troisième lieu, on reproche à la ténotomie sous-cutanée la suppuration. Elle a été, en effet, souvent la cause de résultats imparfaits et même mauvais, soit qu'elle résulte de manœuvres intempestives ou très violentes, de la trop grande étendue de la plaie sous-cutanée (Lannelongue), ou de la formation d'un gros épanchement sanguin, difficile à surveiller et à réduire ? Et, à ce propos, nous citerons le cas de Robert (4), dont la malade succomba à l'infection purulente. Certes, avec une antisepsie et une asepsie rigoureuses, des cas de ce genre ne sont plus guère à redouter. Néanmoins, cela démontre bien le danger de toute opération faite à l'aveugle, dans une région aussi vasculaire, témoin les deux observations rapportées par Dessirier (5),

---

(1) Pech. — *Loc. cit.*

(2) Levrat. — *Province médicale*, 1888, n° 43.

(3) Gunther. — *Lehre von der blutigen operationen.* Abtheil. V, p. 16.

(4) Robert. — *Gazette des hopitaux*, 1846.

(5) Dessirier. — Thèse de Lyon, 1890-91, n° 573.

élève du professeur Vincent (de Lyon), et dans lesquelles il est signalé la production d'une abondante hémorragie au cours de la ténotomie sous-cutanée et même de la suppuration et du décollement, malgré les précautions les plus rigoureuses, prises, dit l'auteur, avant et pendant l'opération.

Mais, à la vérité, ce ne sont pas là des inconvénients bien fréquents ni bien graves.

Il n'en est plus de même de la difficulté qui tient à la persistance, après la ténotomie sous-cutanée, de brides fibreuses qui rendent l'opération incomplète sinon inutile, brides qu'il serait souvent imprudent, à cause de leur situation profonde, de chercher à sectionner en aveugle.

Volkmann (1) dit avoir eu l'occasion de faire une douzaine de fois des recherches anatomiques concernant le torticolis congénital. Il a fait cette étude histologique en pratiquant dans des cas difficiles une véritable autopsie sur le vivant. « J'avais été mécontent, ajoute-t-il, dans un certain nombre de cas particulièrement graves, des résultats que m'avait fournis la myotomie sous-cutanée. Après la section transversale d'un muscle, il se présentait dans un plan profond des brides nouvelles qui s'opposaient à ce que la tête fût mise en position droite. Il fallait de nouveau et à plusieurs reprises, recourir à l'instrument tranchant. Quelquefois, malgré l'introduction réitérée du ténotome, et en dépit de sections multipliées, les extrémités musculaires ne s'écartèrent que dans une faible mesure. C'est pourquoi, dans certains cas difficiles, je mets le muscle à nu par une large incision. Le résultat de la section à ciel ouvert du muscle sterno-cléido-mastoïdien fut, dans tous les cas,

_____

(1) Volkmann. — *Loc. cit.*

excellent. La cicatrisation de la plaie chez les garçons soumis à l'opération fut constamment obtenue par première intention. Je suis donc en droit de préconiser cette méthode dans les cas graves. »

Bradford (1), de Boston, dans un article sur ce sujet, se livre à des considérations du même ordre : « L'avantage de la ténotomie sous-cutanée est assurément incontestable au point de vue des suites opératoires ; en effet, il n'y a pas de cicatrice. Mais la ténotomie pratiquée dans cette région présente quelques inconvénients, tels que la difficulté de sectionner entièrement toutes les fibres de l'aponévrose et, dans le cas de section incomplète, de trouver le point résistant sans risquer de diviser par des incisions plus profondes des vaisseaux importants. »

C.-B. Keetley (2), dans un article publié en 1888 sur le torticolis et en particulier sur les procédés opératoires que nécessite cette difformité, parle avantageusement de la section à ciel ouvert par la méthode de Volkmann. Après avoir décrit la section sous-cutanée, il ajoute : « Lorsque les deux chefs du muscle ont été divisés, il arrive parfois que d'autres brides apparaissent et empêchent la réduction de la difformité : on enseigne qu'il faut aller les couper par la méthode sous-cutanée. J'ai reculé devant ce mode de procéder. Je préfère pratiquer une incision qui me permet de voir ce que je fais. »

Le fait que, fréquemment, les fibres musculaires du sterno-cléido-mastoïdien sont incomplètement sectionnées, en parti-

---

(2) Bradford. — *Transactions of the Américan orthopœdic association*, vol. I, 1889.

(1) Keetley. — *Notes on wry-neck of torticolis*, London.

culier chez les sujets où l'on trouve des faisceaux aberrants, est donc un gros inconvénient de la ténotomie sous-cutanée.

V. Duval (1) avait essayé d'y remédier par une petite manœuvre, qu'il appelait pittoresquement « le coup du malin », et qui consistait, après avoir pratiqué la section, à porter vivement la tête du côté opposé à celle-là.

J. Guérin (2) avoue que, dans un tiers des cas qu'il a opérés, il n'a obtenu qu'un redressement imparfait, et il cite l'observation d'une jeune fille qu'il dut opérer deux fois sans pouvoir réaliser un résultat définitif.

Bonnet (3), persuadé de la fréquence de ce contretemps, dit avoir très souvent sectionné le corps même du muscle après avoir pratiqué déjà la ténotomie sous-cutanée des deux tendons claviculaire et sternal.

Les complications possibles, de la méthode de Dupuytren sont donc, on le voit, nombreuses. « Elles semblent, a priori, écrit Pèch (4), donner raison aux chirurgiens autorisés qui adoptent aujourd'hui la méthode à ciel ouvert, à laquelle, en somme, on n'a pu, malgré tout, opposer qu'un seul grief, je veux parler de la cicatrice consécutive. Certes, nous ne contesterons pas les inconvénients, de pure coquetterie d'ailleurs, que ce stigmate peut occasionner dans quelques cas très spéciaux. Et encore peut-on objecter qu'avec une bonne antisepsie et un bon pansement, la cicatrice est insignifiante et disparaît presque complètement. »

---

(1) V. Duval. — *Mémoire sur le torticolis ancien*. In *Revue des spécialités*, 1843, p. 5.

(2) J. Guérin. — *Mém. sur le tortic. ancien. Gaz. méd.*, 1841.

(3) Bonnet. — *Traité des sections tendin. et muscul.*, 1841.

(4) Pech. — *Loc. cit.*

A cet avantage primordial que la ténotomie à ciel ouvert offre d'opérer au grand jour et complètement tout ce qui doit l'être en respectant les vaisseaux si nombreux de la région sterno-cléido-mastoïdienne, il convient d'ajouter la diminution notable du temps nécessaire au traitement orthopédique consécutif, ainsi que le démontrent le travail de Bradford (1) et les observations de la thèse de Pech.

Tout ce qui précède montre bien les inconvénients de la ténotomie sous-cutanée et les avantages de la méthode à ciel ouvert. Cependant, il nous a paru utile d'ajouter à ces notions un rapide aperçu de l'état actuel de la question en empruntant à quelques auteurs les plus récents et les plus compétents leur manière de voir en la matière.

M. Kirmisson (2), rapportant à la Société de chirurgie une observation de ténotomie à ciel ouvert pratiquée avec succès sur un enfant de six ans par M. Phocas (de Lille), disait entre autres choses : « La section sous-cutanée du chef claviculaire du sterno-cléido-mastoïdien en particulier expose à de réels dangers... Mais la principale raison qui milite en faveur de la ténotomie à ciel ouvert, c'est qu'on peut de la sorte réaliser une opération complète donnant un résultat plus sûr. Le redressement est rendu plus rapide. » Et plus loin: « La cicatrice est loin d'être difforme quand elle succède à une opération exécutée par un bon procédé. En somme, la ténotomie à ciel ouvert est *une opération du progrès.* »

Dans la même séance, Verneuil, moins exclusif peut-être, n'en donne pas moins *la préférence* à la méthode à ciel ouvert,

---

(1) Bradford. — *Loc. cit.*
(2) Kirmisson. — Société de chirurgie, séance du 25 juin 1890.

qui offre « une sécurité bien plus grande. Le chef claviculaire du sterno-cléido-mastoïdien présente des expansions aponévrotiques mal connues et qui s'opposent souvent à la correction complète de la déviation, et sa section exige des mains très expérimentées ».

Encore à la Société de Chirurgie, M. Jalaguier (1), reprenant la question, cite une de ses opérations de myotomie sous-cutanée du sterno-cléido-mastoïdien, au cours de laquelle, après avoir coupé le chef sternal et une partie du chef claviculaire très épais, il craignit, en portant le ténotome plus profondément, de blesser quelque gros tronc veineux et dut se résoudre à terminer la section des parties rétractées par la méthode à ciel ouvert : « L'opération fut facile, dit-il, après que la jugulaire externe eût été réclinée en dehors au moyen d'un écarteur ; la guérison se fit sans incident et la réunion fut parfaite. »

Lucas-Championnière (2) nous paraît encore plus catégorique : « Je ne reconnais, dit-il, aucun avantage à la ténotomie sous-cutanée ; j'emploie d'une façon systématique la ténotomie à ciel ouvert. Les résultats sont parfaits ; toute l'épaisseur du tissu tendineux est sectionnée, et lorsqu'il se produit un de ces épanchements sanguins qui compliquent souvent l'opération faite à l'aveugle, on peut y remédier de suite et le plus facilement du monde. J'accorde ma préférence, *sans réserves,* à la méthode à ciel ouvert. J'ai déclaré déjà, dans ma Chirurgie antiseptique, que dorénavant la méthode

---

(1) Jalaguier. — Société de Chirurgie, séance du 2 juillet 1890.
(2) Lucas-Championnière. — *Bulletin de la Soc. de Chir.*. t. XVI, 1890, p. 480 et 495.

sous-cutanée avait perdu toute raison d'être et qu'elle doit céder la place à sa rivale, d'une exécution plus facile, et plus certaine quant à ses résultats. Et la *cicatrice*, j'affirme qu'elle est très peu apparente et à peine sensible quand elle succède à une plaie n'ayant pas suppuré. »

M. Segond aurait rencontré de telles difficultés en sectionnant sous la peau le chef claviculaire du sterno-cléido-mastoïdien qu'il déclare renoncer pour toujours à l'emploi de la ténotomie sous-cutanée.

M. le professeur Gross (1), de Nancy, dans un article très documenté essayant de réhabiliter la méthode de Dupuytren, est obligé de reconnaître la valeur d'un grand nombre des arguments que nous venons d'exposer en faveur de la section à ciel ouvert et de conclure qu'il est des cas où cette dernière seule, grâce à la possibilité qu'elle donne de ne laisser subsister aucun obstacle, peut assurer un redressement complet et surtout durable, ce qui constitue, somme toute, l'idéal de tout traitement ayant la prétention d'être curatif.

M. le docteur Reboul (2) conclut de la façon suivante un travail publié par le Marseille médical : « La ténotomie à ciel ouvert s'impose, même s'il s'agit de jeunes filles, malgré la possibilité d'une cicatrice exubérante, dans les torticolis invétérés compliqués de brides fibreuses aponévrotiques, ou lorsqu'il y a lieu de craindre des anomalies de volume ou de situation des veines jugulaires. »

M. le professeur Forgue (3) emploie exclusivement la téno-

---

(1) Gross. — *Semaine médicale,* 1890, p. 355.

(2) Reboul. — *Marseille médical,* 13 septembre 1892. Cité par
   M. Coste, thèse de Montpellier, 1900.

(3) Forgue et Reclus. — *Traité de thérapeutique chirurgicale,* 1898,
II, p. 435.

tomie à ciel ouvert et voici ce qu'il dit à ce sujet dans son Traité de thérapeutique chirurgicale : « L'existence d'anomalies ou de voisinages vasculaires délicats à éviter nous paraît constituer une indication formelle à la section tendineuse à ciel ouvert. Elle s'applique surtout à ces torticolis invétérés, compliqués de dégénérescences scléreuses étendues. Ce n'est plus seulement un tendon bridé qui saille et s'offre au ténotome : des feuillets fibreux denses et mal limités se tendent dans toute la région sus-claviculaire. L'intervention a besoin d'être clairvoyante si elle veut être sûre et radicale. Sans doute, le redressement ne comporte pas, comme condition indispensable, la suppression totale des résistances ; sinon, dans certaines formes vieilles, il faudrait porter le bistouri jusqu'aux scalènes.

» Mais, les exemples de Volkmann sont là pour l'affirmer, il est des torticolis qu'une ténotomie sous-cutanée ne redressera pas. Le peaucier, les feuillets aponévrotiques continuent à résister et prolongent outre mesure la cure orthopédique postopératoire ; leur incision à ciel ouvert s'impose et abrège singulièrement le traitement. »

En résumé, de toutes les objections faites à la ténotomie à ciel ouvert, l'argument cicatrice seul subsiste ; mais il s'efface devant les multiples indications de la méthode.

Loin d'être une méthode nouvelle, la ténotomie à ciel ouvert était pratiquée bien avant la ténotomie sous-cutanée. D'après Tulpius (1), elle aurait été pratiquée avec succès, dès 1665, par Isacius Minnius. Deux cas sont cités par Roonhuysen ; un autre par Joba Mekren. La crainte d'accidents graves, à la

---

(1) N. Tulpius. — *Obs. méd.*, lib. IV, cap. LVIII. Amsterdam.

suite de blessures tendineuses, empêcha ces exemples d'être
suivis. Il en fut de même des tentatives de Laurensz (1784),
cité par Thilenius (1789), de Sartorius et de Michaëlius (1811).

Les chirurgiens des XVIIe et XVIIIe siècles employaient
donc déjà la ténotomie à ciel ouvert : ils pratiquaient au-dessus
de la clavicule une vaste plaie à travers laquelle ils section-
naient le muscle. Mais c'était au prix d'une énorme cicatrice
que les chirurgiens modernes ont cherché à restreindre autant
que possible.

Voici les quelques modes opératoires les plus employés
aujourd'hui.

Volkmann fait à la peau une grande incision verticale suivant le bord interne du muscle. « Une grande incision, écrit ce
chirurgien (1), est pratiquée suivant le bord interne du sterno-
mastoïdien, et celui-ci libéré complètement. J'en excise quelques parcelles, en vue de l'examen microscopique, et je sectionne non seulement le muscle lui-même mais encore les brides tendues derrière lui et à ses côtés. Par ci, par là, je résè-
que des couches constituées par un épaississement scléreux des
gaines vasculaires, des aponévroses, etc. »

Une incision d'environ deux pouces, perpendiculaire au muscle, semble préférable à Keetley (2). « Le muscle sterno-mastoïdien, ou une partie de ce muscle, peut être sectionné à ciel
ouvert. La peau, l'aponévrose, etc., peuvent être incisées perpendiculairement dans l'étendue de deux pouces, et leurs bords
attirés avec des rétracteurs. La couche musculaire et les élé-

---

(1) R. Volkmann. — *Centralblatt f. Chir.*, 1885, XII, p. 233 à 236.
(2) Keetley. — *Notes on wry-neck of torticolis*, London ; et *N. am.
Pract.*, Chicago, 1890.

ments fibreux, dans leur partie saillante et relativement superficielle, peuvent être sectionnés sans grandes précautions.
Mais quand il s'approche des plans profonds, tandis qu'un aide
entretient la plaie, en l'épongeant soigneusement, dans un état
de netteté et de siccité parfaites, l'opérateur préférera procéder
par petites incisions avec l'extrémité du bistouri, ou encore,
suivant les cas, mordre à petits coups avec les pointes d'une
paire de ciseaux, jusqu'à ce qu'il ait sectionné toutes les fibres
qui se tendent et s'opposent au redressement. En poussant trop
en avant, il pourrait se faire que le chirurgien ponctionnât un
des gros vaisseaux de la région. Toutefois, un tel accident
serait fort'improbable avec la méthode que nous préconisons, et
il est impossible dé concevoir que l'on puisse ouvrir la jugulaire par une manœuvre maladroite... Je me sers d'un tube à
drainage que j'enlève le quatrième jour. La suture de la peau
est faite avec soin afin d'éviter une cicatrice difforme...» On
peut faire à cette méthode du chirurgien américain deux repro-
ches : c'est d'abord la longueur exagérée de l'incision, et,
d'autre part, l'application du tube à drainage, qui retarde la
réunion, sans avantage pour la plaie si l'asepsie a été rigou-
reuse.

Bradford (1) et Lannelongue (2) ont préconisé des procédés
opératoires qui n'offrent rien de bien particulier. Nous n'y
insisterons pas pour parler de celui de M. Kirmisson (3) dont
les résultats sont particulièrement remarquables, et qui a été
décrit par Ducurtil, dans sa thèse inaugurale, de la manière

---

(1) Bradford. — *Loc. cit.*
(2) Lannelongue. — *Loc. cit.*
(3) Kirmisson. — *In* Ducurtil, Thèse de Paris 1889, n° 143.

suivante : « Après lavage de la peau à l'eau savonneuse, des
compresses imbibées d'une solution phéniquée furent appliquées
sur la région où l'opération devait être pratiquée. Le malade
fut endormi au chloroforme. Ainsi qu'il était facile de le pré-
voir, pendant l'anesthésie, la rétraction du sterno-mastoïdien
persista tout aussi bien qu'à l'état de veille. Une incision fut
faite sur toute la largeur de la région sterno-mastoïdienne, à
un travers de doigt au-dessus des insertions inférieures du
muscle, parallèlement à la clavicule. L'incision de la peau fut
faite et le muscle sterno-cléïdo-mastoïdien mis à découvert
sans aucune difficulté. L'aponévrose cervicale superficielle fut
ponctionnée avec la pointe du bistouri immédiatement en avant
du chef sternal ; une sonde cannelée fut introduite de dedans
en dehors, immédiatement en arrière du muscle, et l'extrémité
de la sonde amenée jusqu'à l'angle externe de la plaie ; le
muscle fut divisé sur cette sonde avec le bistouri. Cela fait, on
constata dans la profondeur de la plaie opératoire l'existence
de brides fibreuses qui se tendaient lorsqu'on cherchait à redresser la tête et s'opposaient à cette manœuvre. Ces brides
furent successivement sectionnées sur la sonde cannelée. Pendant toute la durée de l'opération, pratiquée selon les règles
de l'antisepsie, un aide épongeait soigneusement pour que le
chirurgien eût constamment sous les yeux les couches succes-
sives qu'il avait à diviser. La situation profonde de certaines
brides fibreuses démontraient d'une façon péremptoire l'utilité
de la méthode employée ; après leur section, immédiatement
en arrière du lieu qu'elles occupaient, on voyait et on sentait
battre l'artère carotide primitive. La veine jugulaire antérieure
apparaissait distendue et d'un assez fort calibre dans la partie
interne de la plaie. Ce dernier vaisseau tout au moins se fût
trouvé presque infailliblement intéressé, si l'on avait voulu par

la ténotomie sous-cutanée diviser les tractus fibreux immédiatement en contact avec lui. »

Quénu et Redard se servent d'un procédé analogue au précédent.

Levrat (1) fait une incision longitudinale de 2 centimètres dans la direction du tendon; qu'il dénude avec la pince et la sonde cannelée ; comme Kirmisson, il détruit toute trace d'adhérence. Ses résultats (5 observations) ont été rapides et excellents.

Vincent (2), de Lyon, emploie aussi l'incision parallèle au tendon, mais il n'incise ce dernier qu'après l'avoir fortement attiré au dehors à l'aide d'une érigne ; de plus, il fait la section oblique qui, d'après son auteur, assure une meilleure réparation.

Phocas (3), de Lille, fait également une incision perpendiculaire à la clavicule. Les avantages de cette manière de faire sont considérables. La cicatrice est très petite ; elle mesure de 1 centimètre à 1 centimètre 1/2. Elle est verticale et peut passer facilement inaperçue. Enfin, en reportant l'incision très bas, on a une cicatrice cachée, dans la grande majorité des cas, par les vêtements. Cette incision de la peau donne, d'autre part, un accès facile aux manœuvres et, prolongée plus ou moins, permet un écartement des bords très suffisant pour atteindre le chef claviculaire, pour placer des pinces en cas d'hémorragie.

Toutefois, ce procédé n'est pas toujours applicable. Qu'il

---

(1) Levrat. — *Province médicale*, 1888, n° 43.

(2) Vincent. — *In* Dessirier, Thèse de Lyon, 1890-91, n° 573.

(3) Phocas. — *In* Taccoen, Thèse de Lille, 1891, n° 96.

s'agisse d'anomalies anatomiques, de torticolis où les corps musculaires, ramassés sur eux-mêmes, tassés, ont un volume exagéré, l'opération devient plus difficile par cette incision.

C'est alors, dans tous ces cas d'attaches irrégulières des gaines d'enveloppe des muscles, dans les anomalies vasculaires et les torticolis anciens chez les adultes, que l'on se trouvera bien de la méthode employée par notre Maître, M. le professeur Forgue, et dans laquelle on opère la section à ciel ouvert des insertions supérieures du sterno-cléido-mastoïdien dans un point rapproché de l'apophyse mastoïde. Dieffenbach (1) avait déjà pratiqué la myotomie à la partie supérieure du tronc commun aux deux faisceaux du muscle. Tillaux recommande (2) une incision verticale de 2 centimètres, parallèle au muscle, commençant à un travers de doigt au-dessous de l'insertion à l'apophyse mastoïde. Deux écarteurs étant placés sur les bords du muscle, on le divise de dehors en dedans. Dans un dernier temps, on sectionne les brides aponévrotiques péri-musculaires.

« L'opération, dit M. Forgue (3), est d'une parfaite simplicité : elle peut se faire soit par une incision verticale en avant du bord antérieur du muscle, soit, ce qui dissimule mieux la cicatrice, par une incision transversale, parallèle aux insertions mastoïdiennes. Cette section haute *a l'avantage d'attaquer le muscle au point où se concentrent ses attaches et d'assurer plus exactement*, au prix d'une incision plus étroite et surtout d'une cicatrice moins visible, *la suppression totale des divers plans*

---

(1) Dieffenbach. — *Klin. Zeitung.* 1838.
(2) Tillaux. — *Traité de chirurgie clinique*, I, p. 539.
(3) Forgue et Reclus. — *Traité de thérapeutique chirurgicale*, p. 436.

musculo-tendineux. La section s'étendra vers la partie externe de la ligne courbe supérieure de l'occipital pour désinsérer les faisceaux sterno-mastoïdiens, sterno-occipitaux et cléido-occipitaux ; elle atteindra dans la profondeur les faisceaux cléido-mastoïdiens, sous-jacents aux attaches sterno-mastoïdiennes. »

Actuellement, M. le professeur Forgue emploie presque exclusivement une incision qui suit la ligne courbe occipitale supérieure et se rapproche de l'incision proposée par Farabeuf (1) pour la ligature de l'artère occipitale.

Pendant les deux ou trois jours précédant l'opération, la région, au préalable soigneusement rasée, est rendue aussi stérile que possible par l'application permanente de compresses humides antiseptiques.

Au moment de l'intervention, la peau est rigoureusement dégraissée et nettoyée par le savonnage et le brossage d'abord, puis à l'aide de tampons imbibés d'alcool et d'éther.

L'opérateur fixe alors ses points de repère : en avant, la pointe de l'apophyse mastoïde ; en arrière, le bord postérieur du sterno-cléido-mastoïdien. Un aide maintient la tête en extension en exerçant des tractions fortes et continues dans le sens opposé à la déviation. Le bistouri n'a plus, dès lors, une fois que la peau est incisée, qu'à sectionner les parties musculaires rétractées qui viennent se présenter successivement et, pour ainsi dire, d'elles-mêmes, sous sa pointe.

Le nerf spinal passe trop bas, ainsi que nous l'avons montré page 37, pour que, au niveau où porte cette section, on ait vraiment à s'en préoccuper.

---

(1) Farabeuf. — *Loc. cit.*

Il peut arriver, et le cas s'est présenté dans le service de
M. le professeur Forgue, qu'on soit obligé, pour obtenir une
correction parfaite de la déviation due au torticolis, de couper le splénius et le petit complexus. Il faut alors se rappeler
le voisinage immédiat des vaisseaux occipitaux. Ces rapports
ont été décrits en détail page 37 et suivantes ; nous n'y reviendrons donc pas. Mais nous ferons cependant remarquer que l'artère occipitale, quelquefois volumineuse à ce niveau, fournit,
lorsqu'on vient à la sectionner, un jet de sang assez considérable, qui peut même, en raison des voisinages vasculaires
plutôt inquiétants de la région où l'on opère, en imposer pour
une blessure plus grave. Il suffit d'être prévenu pour ne pas
prendre le change et, s'il y a lieu, forcipresser l'artère et la lier.

On peut, en somme, résumer de la façon suivante les avantages de la méthode employée par notre Maître :

1° On coupe le muscle en un point où les lésions sont ré-
duites à leur minimum et où les adhérences fibro-aponévrotiques ne sont ni profondes, ni étalées en largeur ;

2° La section porte à l'endroit du muscle où il est le plus
étroit, le plus ramassé sur lui-même ;

3° On ne blesse pas la branche externe du nerf spinal ;

4° Il n'y a lieu de se préoccuper, en fait de rapports vasculaires, que des vaisseaux occipitaux, nullement comparables
comme importance au gros paquet vasculo-nerveux constitué
par la carotide, la jugulaire interne et le pneumogastrique,
et qui occupe les autres parties de la région.

Enfin, Volkmann, Hadra (1), J. Mikulicz (de Breslau), ont

---

(1) Hadra. — *Two cases of congen. torticolis with remarks.* — The
med. Rec. 1886, I.

pratiqué dans quelques cas de torticolis musculaire l'extirpation partielle du sterno-cléido-mastoïdien. Pour Mikulicz (1),
l'incision à ciel ouvert préconisée par Volkmann rend tout
aussi difficile le traitement consécutif qu'après la ténotomie
sous-cutanée, et expose autant à la récidive. Aussi a-t-il eu
l'idée de pratiquer l'extirpation du muscle rétracté. Mikulicz
n'a jamais vu la dégénérescence fibreuse former au milieu du
muscle une intersection aponévrotique ; mais c'était le muscle
entier, ou du moins dans sa plus grande étendue, qui avait subi
la transformation fibreuse. Après avoir tenté tout d'abord des
extirpations partielles, le chirurgien de Breslau les a aban-
données, parce que, dans deux cas, il a eu des récidives si
graves qu'il a dû enlever consécutivement le reste du muscle.

La technique de l'opération est la suivante : une incision
longitudinale de 3 à 4 centimètres est faite entre la portion
sternale et la portion claviculaire du muscle. Dénudant successivement chacune de ces portions, l'opérateur les soulève de
façon à éviter la blessure des parties sous-jacentes, puis il
les sectionne à leur insertion sur le sternum et sur la clavicule. On peut alors imprimer au cou la direction que l'on
désire, et l'on réussit à extirper à travers cette petite plaie la
totalité du muscle, à l'exception toutefois de la partie postérieure et supérieure, traversée par le nerf spinal.

Après extirpation du muscle en totalité, on imprime à la tête
un mouvement de flexion du côté opposé aussi prononcé que
possible ; on dissèque encore et l'on extirpe quelques faisceaux de la gaine musculaire qui est toujours rétractée.

Il est deux dangers à éviter : la blessure de la veine jugu-

---

(1) Mikulicz. — *Centralblatt für Chirurgie*, 5 janvier 1895, n° 1.

laire interne, et celle du nerf spinal. Jamais Mikulicz n'a blessé
la veine ; mais, dans ses premières opérations, où il ne ména-
geait pas la partie supérieure et postérieure du muscle, il a
coupé le nerf spinal totalement ou en partie. Il en est résulté
une paralysie ou une parésie de la portion supérieure du trapèze
qui s'est dissipée dans une partie des cas et qui n'a jamais
déterminé d'inconvénients. L'opération terminée, la plaie est
soigneusement suturée sans drainage ; pansement légèrement
compressif ; fixation de la tête dans la position rectifiée.

Depuis le mois d'avril 1891, Mikulicz a eu à traiter 25 cas
de torticolis musculaire, dont 22 cas de torticolis congénitaux
et 3 acquis. Dans 3 cas légers, un traitement orthopédique
s'est montré suffisant ; 5 fois, on a fait la ténotomie sous-
cutanée, 17 fois l'extirpation du muscle, dont 8 extirpations
partielles et 9 totales.

Sur ces dix-sept extirpations, quinze fois la plaie s'est
réunie complètement par première intention ; deux fois, il y a
eu un peu de suppuration, mais sans préjudice pour le résultat définitif, qui a toujours été excellent, beaucoup meilleur
qu'on ne l'obtient par la simple ténotomie.

Cette opération, assez grave, exposant à la blessure de la
jugulaire et du rameau accessoire du spinal, a l'inconvénient
d'être suivie d'un aplatissement du cou du côté où l'opération
a été pratiquée. Aussi Mikulicz ne la conseille-t-il que dans
les cas sérieux, qui ne sont pas justiciables du traitement
orthopédique ou de la seule ténotomie.

Dans cette étude du traitement chirurgical du torticolis
musculaire, il est un point que nous n'avons pas encore envisagé : nous voulons parler du drainage et du pansement.

La question relative au drainage ne nous arrêtera pas longtemps. Avec ou sans drainage, on peut avoir une réunion parfaite. Volkmann et Keetley se servaient d'un tube à drainage qui était enlevé le quatrième jour. M. Kirmisson se contente de suturer la plaie sans drain. Par précaution, M. Quénu met un drain minuscule à l'angle externe de la plaie. « Deux fois, M. le docteur Phocas a placé à l'angle inférieur de la plaie deux fils de catgut qu'il s'est empressé de retirer au bout de vingt-quatre ou quarante-huit heures. Une très mince lanière de gaze iodoformée pourrait aussi bien servir, surtout s'il y a eu un peu de sang pendant l'opération, ou si on a touché la plaie avec de l'eau phéniquée forte. L'idéal serait de faire de l'asepsie, malheureusement on n'est pas partout installé pour la faire. Au reste, l'application d'un drain dans la plaie semble superflue si l'on est assuré d'une parfaite asepsie de la plaie et si l'écoulement séreux ou sanguin est nul ou insignifiant » (1).

Quant à la suture, elle se fait indifféremment soit aux crins de Florence, soit aux fils d'argent. Ceux-ci sont immédiatement recouverts d'un pansement et de coton hydrophile.

Ce pansement est toujours gênant quand on le fixe avec des bandes. Le docteur Phocas préconise le pansement suivant. « Il consiste à appliquer quelques bandes de gaze iodoformée qu'on colle autour de la plaie, réunies avec le mélange :

Gélatine . . . . . $\left.\begin{array}{c}\\\\\end{array}\right\}$ *aa* 30 parties
Eau . . . .
Oxyde de zinc . . . . 1 partie

Ce mélange prend une consistance liquide quand on chauffe

_____

(1) Taccoen. — Thèse de Lille, 1891, n° 96.

légèrement ; avec un pinceau dur, on circonscrit la plaie à re-
couvrir ; on colle aussi les bandes de gaze iodoformée. Par-
dessus les bandes, on badigeonne le même mélange et on sè-
che avec une couche d'ouate dont une partie reste adhérente.
On a ainsi un pansement simple, élégant, facile à appliquer
et à enlever. Un précieux avantage de ce pansement est d'être
sec et de ne pas irriter la peau » (1).

_____

(1) Taccoen. — *Loc. cit.*

CHAPITRE II

TRAITEMENT ORTHOPÉDIQUE

Traitement orthopédique. — Son opportunité.
Ses moyens. — Manœuvres immédiates de redressement. — Appareils. — Manipulations.
Ses résultats.

La ténotomie a supprimé la cause matérielle qui entretient, dans le torticolis, la déformation du cou : doit-on en rester là ? Evidemment non, et sur ce point les avis sont unanimes. Depuis Volkmann, les chirurgiens ont reconnu la nécessité de recourir au traitement orthopédique dans le but de détruire les adhérences qui pourraient subsister après la ténotomie, ainsi que pour affaiblir les contractions des autres muscles qui tendraient à ramener la tête dans une position vicieuse. Braford (1) a bien publié, il est vrai, la relation de deux cas dans lesquels aucun traitement post-opératoire n'eut lieu et où cependant le résultat définitif fut parfait. Mais, dans la presque totalité des cas, on doit compléter le traitement chirurgical par le traitement orthopédique. « Il faut, dit M. le professeur Forgue (2), maintenir et accentuer le redressement obtenu par l'opération ;

---

(1) Bradford. — *Boston médical and surgical Journal.*

(2) Forgue et Reclus. — *Traité de thérapeutique chirurgicale,* 1898, t. II. p. 436.

le succès thérapeutique est à ce prix ». Le tendon, une fois sectionné, ne tarderait pas, en effet, à se cicatriser dans la même attitude vicieuse, si l'on ne faisait suivre la ténotomie d'un traitement qui empêche la déviation de se reproduire, et oblige la cicatrisation de s'effectuer en position correcte.

Nous diviserons l'étude de ce traitement en trois parties, suivant la nature des moyens d'action mis en œuvre par le chirurgien. Il convient, en effet, comme l'a fait d'ailleurs le docteur Redard (1), de s'occuper en premier lieu des manœuvres dites de redressement, puis des appareils proprements dits, enfin des manipulations et exercices consécutifs à l'application de ces appareils.

Manipulations de redressement.— Lorenz (2) pratique des manipulations de redressement ayant surtout pour but la correction de la scoliose cervicale fréquente, immédiatement après la ténotomie, le sujet étant encore profondément anesthésié.

Ces pressions de redressement forcé doivent se faire avec douceur, sans saccades, et en augmentant graduellement la force. Le chirurgien, plaçant une main sur l'occiput, l'autre sur le front du sujet, imprime à la tête un mouvement de rotation du côté opposé à l'inclinaison vicieuse et la ramène progressivement et sans effort brutal à la position primitive. Quelques craquements entendus pendant cette manœuvre indiquent la rupture des parties fibro-aponévrotiques qui auraient pu échapper au bistouri.

---

(1) Redard. — *Loc. cit.*
(2) Lorenz. — Société imp. méd. de Vienne, 1893 ; et *Centralblatt f. Chir.*, 1895, n° 5, p. 105.

Le premier temps exécuté, on applique les quatre doigts de chaque main sur la convexité de la scoliose cervicale, les pouces prenant point d'appui en avant et en arrière de l'oreille située du côté de la concavité, on redresse ensuite progressivement et en sens inverse l'arc vicieux décrit par la colonne vertébrale en déployant une force croissante et jusqu'à ce que l'oreille située du côté de la convexité de la scoliose puisse être appliquée sur l'épaule du même côté.

Une pression directe, exercée de haut en bas sur la tête, du côté opposé au torticolis accentue sensiblement l'arc de redressement de la colonne cervicale.

Ces manipulations, qui amènent le redressement complet au bout de quinze à vingt minutes en moyenne, doivent, ainsi que le recommande le docteur Redard, à qui nous empruntons les détails de leur mode d'exécution, être faites avec prudence, graduellement et sans brusquerie à cause d'accidents possibles.

En général, le redressement forcé de la scoliose cervicale pratiqué immédiatement après la ténotomie donne de bons résultats. Bradford et Lovett (1) l'ont recommandé récemment dans les cas de torticolis congénital après la section à ciel ouvert. Dans les scolioses très rigides, on n'obtient quelquefois qu'une correction imparfaite de la difformité. Le traitement orthopédique consécutif complètera, dans ces cas, les premiers résultats obtenus par les manœuvres primitives de redressement.

Appareils. — De tout temps, les chirurgiens se sont préoccupés de trouver des appareils capables d'assurer la guérison

---

(1) Bradford et Lovett. — Article *Torticolis*, in A Treatise on Orthopædic chirur., 1890.

durable du torticolis. Ces appareils sont excessivement nombreux.

Il serait fastidieux d'en faire l'énumération et de les décrire tous. D'ailleurs, et nous croyons l'avoir suffisamment établi au chapitre précédent, pour le succès de la cure du torticolis, ce qui importe surtout c'est la section complète de toutes les parties fibreuses, aponévrotiques et musculaires rétractées. Si cette section a été complète, le traitement consécutif sera, de ce fait, singulièrement simplifié.

Il est des cas, cependant, lorsque les sujets opérés ne peuvent être surveillés et soumis au traitement par les manipulations et le massage, où ces appareils peuvent être utilisés avec avantage. C'est pourquoi nous signalerons ceux d'entre eux qui nous paraissent pouvoir rendre les meilleurs services.

On distingue, suivant leur principe, les appareils à extension et les appareils à traction élastique.

Volkmann et la plupart des chirurgiens allemands pratiquent l'extension continue au moyen de poids.

Keetley (1) suit leur exemple. Il pratique l'extension et la contre-extension à l'aide de poids attachés respectivement, par des bandes adhésives, à la tête et à la partie supérieure du bras. L'extension par les poids est appliquée au membre supérieur suivant les règles qui président à son application au membre inférieur pour le traitement des maladies de la hanche. Le sujet est laissé libre de se servir du membre supérieur, et généralement il le maintient en position fléchie. On commence par deux livres pour chaque poids et on peut graduellement augmenter ce chiffre jusqu'à atteindre, en une semaine, sept

---

(1) Keetley. — *N. am. Pract.*, Chicago, 1890.

livres pour chacun et même davantage, si un accroissement du poids est toléré et semble avoir un effet utile. Il faut tenir compte de la taille et de la force de l'enfant. Il est bon de maintenir cette extension pendant un mois. Quinze jours après l'opération, on pourra commencer les manipulations, les poids étant, dans ce but, temporairement enlevés.

Pour Gross (1), qui est plutôt partisan de la ténotomie souscutanée et rejette les grands débridements, le traitement consécutif est d'une très grande importance. Ce chirurgien applique d'abord, pendant deux ou trois jours, un simple appareil immobilisateur : cravate de coton et collier de carton, le tout assujetti par quelques bandes de tarlatane humectées.

Vers le troisième ou le quatrième jour, il applique les appareils redresseurs ; et donne la préférence à celui de Volkmann, basé sur le principe de l'extension continue. L'opéré est couché sur son lit. Un petit collier en cuir moulé, dit « fronde de Glisson », emboîte le menton et est fermé à la nuque, et mieux sur le côté, moyennant une boucle. A ce collier se trouvent fixées, de chaque côté, deux petites lanières en cuir, réunies à leur extrémité libre par un anneau. Les anneaux qui à droite et à gauche terminent ces lanières s'accrochent aux extrémités d'un petit arc de fer qui les maintient écartées et les empêche ainsi de comprimer les oreilles et les côtés de la tête. En son milieu, l'arc métallique porte un troisième crochet auquel est attachée une corde passant sur une poulie fixée à la tête du lit. A l'extrémité de la corde sont suspendus les poids extenseurs. La force extensive varie de 500 grammes à 1 kilog. pour les enfants, de 1 à 2 kilogs chez les jeunes gens et les

---

(1) Gross. — *Semaine médicale*, 1890, n° 42, p. 355.

adultes. La contre-extension est obtenue par le poids du corps.
Après quinze jours à trois semaines de traitement, on applique
un collier en cuir moulé. — Le résultat obtenu par ce traitement a toujours été des plus satisfaisants et même, dans les
cas graves, le redressement du torticolis a été obtenu d'une
manière complète et durable.

Redard (1) emploie un procédé analogue.

Bradford (2) et Brachet immobilisent la tête pendant un certain temps après l'opération, sur un lit dur et résistant en
produisant le redressement au moyen de bandes de diachylon
convenablement disposées.

De Saint-Germain (3) maintient la tête dans une position for-
cée d'inclinaison du côté opposé au torticolis à l'aide d'un
serre-tête étroit passé sous le menton ; un ruban de fil est
cousu sur le bord circulaire postérieur, un autre au niveau de
l'oreille du côté sain ; l'un et l'autre sont fixés en contournant
l'aisselle du côté opposé au torticolis. — Chez les filles, si les
cheveux sont assez longs, on peut les disposer en deux nattes
que l'on nouera au-dessous de l'aisselle.

Tillaux (4), Sayre (5), Vincent (6), recommandent l'appareil
plâtré, qui permet de redresser la tête et de l'immobiliser en
bonne position ; mais cet appareil est inamovible, lourd,

---

(1) Redard. — *Loc. cit.*

(2) Bradford. — *Boston méd. and. surg. Journal*, juillet 1882.

(3) De Saint-Germain. — *Chirurgie orthopédique*, Paris, 1883.

(4) Tillaux. — *Traité de chirurgie clinique*, t. I, p. 540.

(5) Sayre. — *Appareil pour torticolis après opération*. Acad. de
méd. de New-York, section de chir. orthop., 20 novembre 1891.

(6) Vincent. — *In* Dessirier, Thèse de Lyon, 1890-91, n° 573.

.gênant et il s'oppose à tout traitement par le massage, les manipulations et l'électricité.

Ces divers appareils sont évidemment recommandables ; mais, avec M. le professeur Forgue, nous pensons que la traction élastique est le moyen de choix pour achever le redressement de la tête.

Les appareils à traction élastique ont, d'ailleurs, été adoptés par un grand nombre de chirurgiens.

Little (1) prend le point d'appui supérieur sur la tête ; Steele (2) renforce et immobilise cette ceinture au moyen de courroies périnéales.

C.-H. Golding Bird (3) emploie un ressort de porte en caoutchouc, disposé de telle façon que la tête soit tournée et que les yeux regardent obliquement en haut et à droite (torticolis à droite). On roule autour de la tête de l'enfant une bande de toile, en couronne ; le ressort est attaché au-dessus de l'oreille droite et derrière elle, et vient se fixer en bas, en arrière du cou et de l'épaule droite, à un corset par un crochet placé à peu près au niveau de l'angle de l'omoplate gauche. — Cet appareil, appliqué le lendemain de l'opération, doit être constamment porté dans la journée pendant un mois.

Lorenz (4) place la tête dans la position inverse de l'attitude pathologique. Une couronne, faite avec des bandes plâtrées,

---

(1) Little J. — Art. *Torticolis*, *in* System of surgery de Holmes.

(2) Steele. — Transact. of. méd. of the state of Missouri, 1876, p. 4, 37-39.

(3) C.-H. Golding Bird. — *Guy's Hospital Rep.*, XLVII, 1890 ; et *Centralbl. f. Chir.*, n° 47, S. 915, 1891.

(4) Lorenz. — *Allg. Wiener med. Zeitung*, 1886, XXXI, p. 285 ; et *Wiener Klin-Wochens.*, n° 17-18, 23 et 30 avril 1891.

recouvertes de calicot ou de tricot, ouverte en arrière avec des œillets et un lacet à ce niveau, porte, sur le côté, un anneau. On fait passer une bande élastique autour du côté convexe du cou ; puis, on croise les deux extrémités d'abord au-dessus, ensuite au-dessous de l'épaule, du côté concave. On les conduit ensuite vers la cuisse, du côté opposé ; le chef le plus long remonte de là pour passer dans l'anneau adapté à la couronne. On tend ce chef plus ou moins pour produire l'inclinaison de la tête et la rotation du côté malade.

M. Redard (1) se sert d'un appareil composé : 1° d'une ceinture thoracique, assez large, venant s'appuyer au-dessous des aisselles ; 2° de bandes d'étoffes assez résistantes, soutenues par du carton, servant à former une sorte de bandage en T de la tête. — Une bande horizontale fait le tour de la tête, passe au-dessous de l'oreille, du côté où la traction doit être produite, et bien en arrière de l'occiput. Une boucle permet de la serrer assez solidement. Une pièce de carton résistante, en forme de croissant à concavité supérieure, est comprise dans la bande et sert ainsi à protéger l'oreille et à fournir un point d'appui à deux liens de caoutchouc qui, par leur extrémité inférieure, viennent se fixer à la ceinture thoracique. — Une bande verticale s'étend de la partie moyenne du front vers l'occiput et consolide tout l'appareil. On peut, en tendant plus ou moins l'un ou l'autre lien élastique, mettre la tête dans une position inverse à celle de l'attitude pathologique. Le lien antérieur est placé de telle sorte que sa traction produit la rotation de la tête du côté malade.

« L'appareil de Sayre, ingénieusement modifié par Kirmis-

---

(1) Redard. — *Le torticolis et son traitement,* p. 177. — Paris 1898.

son (1) est très recommandable : des bandes de diachylon entourées autour de la poitrine et de la tête constituent les deux points d'appui de l'appareil ; un tube de caoutchouc, allant de l'une à l'autre de ces embrasses, porte la tête dans le sens opposé à la difformité ». Mais le diachylon présente un certain nombre d'inconvénients : il se déplace facilement, adhère aux cheveux, produit des compressions douloureuses.

M. le professeur Forgue a imaginé un appareil qui est une modification de l'appareil de Sayre-Kirmisson, et dont il donne (2) la description suivante : « Nous plaçons autour de la tête, par-dessus une bande souple roulée en couronne à la hauteur du front, une bande à laquelle nous avons fait coudre toute une ligne de petits anneaux de cuivre pour rideaux et que nous fixons par une bande plâtrée ne laissant sortir que les anneaux. Autour de la poitrine, nous plaçons de même une ligne d'anneaux. Quand les deux appareils sont secs, il est facile, en tendant de l'un à l'autre des bandes de caoutchouc, de disposer des tractions élastiques parfaitement adaptées, suivant leur niveau d'insertion, à l'effet voulu.

» Nous plaçons généralement un lien tendu obliquement en avant, suivant la ligne d'insertions du sterno-mastoïdien du côté opposé au muscle rétracté et sectionné, de façon à déterminer la rotation de la tête en sens inverse de la déviation ; puis un second, en arrière, croisant diagonalement le premier, c'est-à-dire, allant du voisinage de la région mastoïdienne du

---

(1) Kirmisson. — Leçons clin. sur les maladies de l'app. locomoteur, p. 241.

(2) Forgue et Reclus. — *Traité de thérap. chir.*, 1898, pages 436 et 437.

côté rétracté vers la ceinture thoracique du côté sain et produisant un effet synergique de rotation. Si la tête garde une
certaine inclinaison, on la redresse en tendant verticalement
du côté sain un lien entre les deux couronnes plâtrées. On sur-
veille et fait varier suivant l'effet obtenu la direction des tractions élastiques. »

Cet appareil demande à être appliqué avec beaucoup de soin.
Il doit, en effet: tenir solidement pour résister aux tractions éner-
giques auxquelles on le soumettra, et ne gêner nullement de
façon à pouvoir être parfaitement toléré. C'est pourquoi il convient de prendre, en le confectionnant, certaines précautions.

Il faut, en premier lieu, que les anneaux soient placés en
bonne position et solidement maintenus. Pour cela, l'opérateur aura soin d'ajuster très exactement, autour de la tête et
autour du thorax, la bande de toile sur laquelle sont cousus
les anneaux. Puis, après avoir placé ces anneaux dans la position horizontale, on appliquera les bandes plâtrées, tant de la
couronne céphalique que du corset thoracique, de la manière
suivante. Le bord supérieur de la bande placée au-dessous de
la ligne d'anneaux de cuivre doit être exactement parallèle à
cette ligne et rapproché d'elle le plus possible. Il en est de même
pour le bord inférieur de la bande placée au-dessus. De cette
façon il existe, entre les deux bandes plâtrées, une simple fente
linéaire par laquelle font issue les anneaux et ceux-ci se trouvent ainsi très solidement fixés.

En second lieu, on aura soin, en disposant convenablement
l'ouate et les bandes, d'éviter que les oreilles soient compri-
mées ou rabattues par le diadème céphalique. De même, on
éversera, tout en le régularisant, le bord supérieur de la ceinture thoracique, de manière à éviter la blessure des aisselles

Enfin, si l'appareil doit être appliqué sur une fille, on prendra la précaution de lui faire relever les cheveux sur le sommet de la tête en une natte sans crochets.

En résumé, l'appareil de M. le professeur Forgue est de construction facile. Sa légèreté est remarquable. Il est élégant, résistant, d'un prix de revient insignifiant, et, grâce au système d'anneaux qui le caractérisent, il permet de faire varier à volonté et avec la plus grande facilité la force et la direction des tractions qui maintiennent et améliorent le résultat donné par la ténotomie.

Manipulation et exercices consécutifs à l'application des appareils. — Les manipulations ne doivent pas être confondues avec le massage. Ce sont des mouvements alternatifs et cadencés de flexion, d'extension et de redressement du côté opposé au torticolis. Leur but est de détendre et de redresser les parties encore contracturées, de fortifier les muscles relâchés et affaiblis, d'agir sur la scoliose cervicale qui, presque toujours, accompagne le torticolis ancien.

Ces manœuvres ont, sur le résultat définitif du traitement du torticolis, une part prépondérante. Elles sont indispensables, et elles apportent à l'appareil à traction élastique un secours qui lui est absolument nécessaire.

On doit commencer à exécuter ces manœuvres de redressement peu de jours après l'intervention sanglante, dès que la plaie opératoire est cicatrisée. Une fois même, dans le service de M. le professeur Forgue, cette cicatrisation étant encore de trop fraîche date, les lèvres de la plaie se désunirent. C'est dire l'importance que notre Maître accorde à la mise en œuvre précoce de ces manipulations. Il est évident, en effet, qu'il ne faut pas attendre, pour les commencer, que les deux bouts

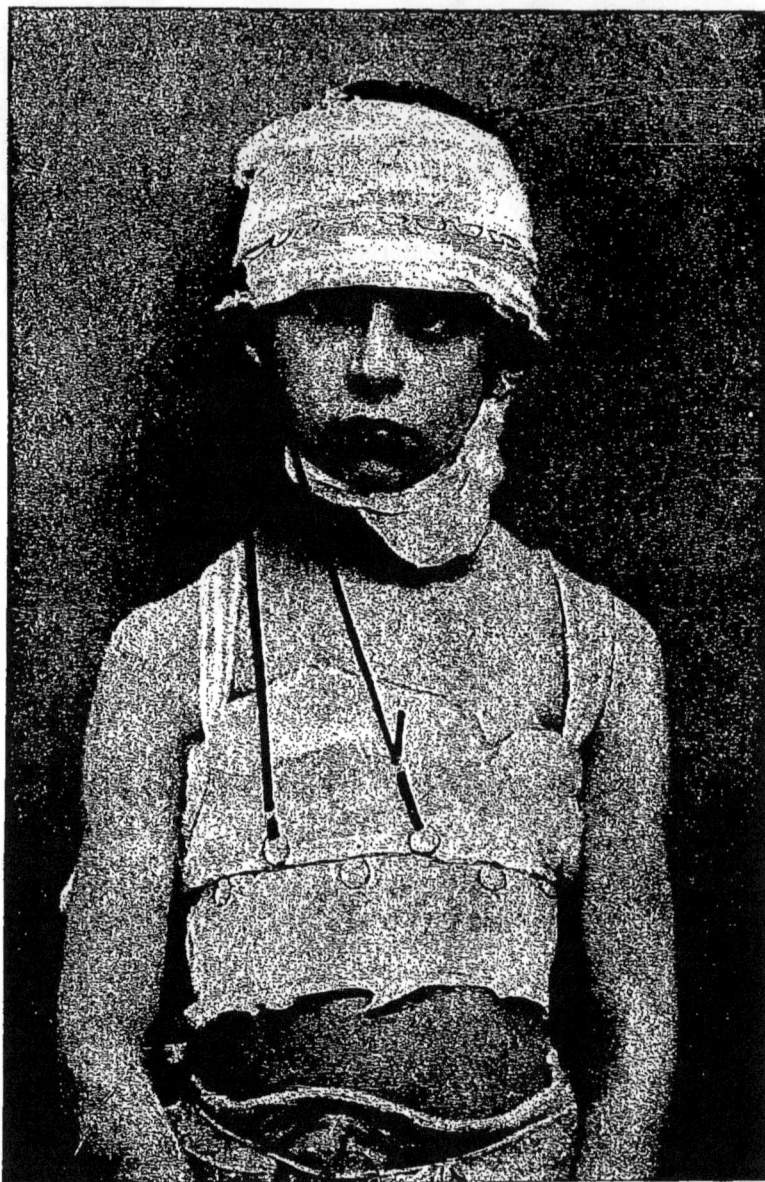

Appareil de M. le Professeur Forgue. — *Fig. 1.*

N. B. — Les photographies reproduites dans les trois figures ont été prises le lendemain de l'application de l'appareil. Le redressement de la déviation ne pouvait donc encore être parfait.

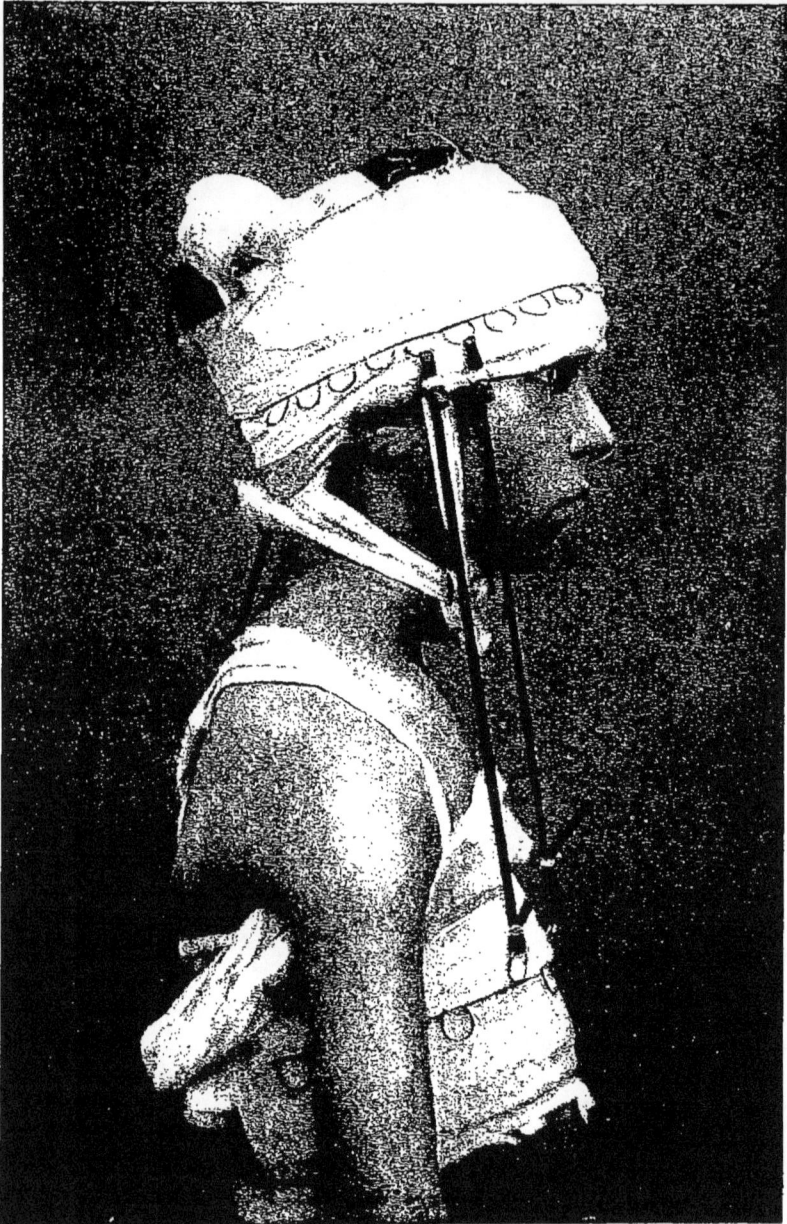

Appareil de M. le Professeur Forgue. — *Fig.* 2.

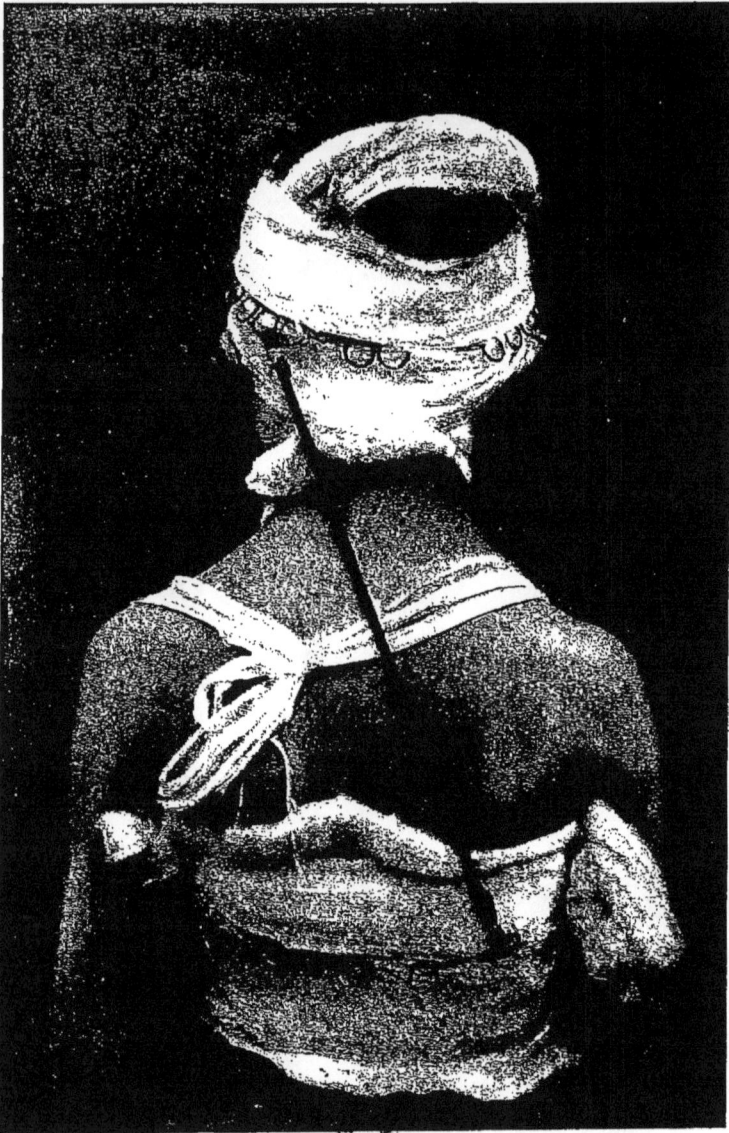

Appareil de M. le Professeur Forgue. — *Fig. 3.*

du muscle qu'on vient de sectionner se soient de nouveau soudés dans la même position vicieuse. C'est précisément ce qu'on doit éviter à tout prix. On comprend donc aisément combien il faut avoir hâte de commencer les manœuvres de redressement.

Ce sont des manœuvres de force. Le chirurgien prend entre ses mains comme entre les cuillers d'un forceps la tête de l'enfant. Il la contraint alors par une pression énergique et continue à se tourner du côté opposé à la déformation, soulevant même l'enfant, si c'est nécessaire, en montant sur une chaise, et le secouant dans cette position.

Ces manœuvres passives seront utilement aidées par des manipulations actives que l'on fera exécuter à l'opéré. Lorsqu'elles sont régulièrement exécutées, elles donnent de rapides et brillants résultats.

Le massage est un complément très utile de la gymnastique manuelle. Il doit être fait en agissant au niveau des muscles primitivement rétractés et aussi au niveau des articulations de la région cervicale du rachis.

L'électricité sera employée à l'état de courants faradiques, galvaniques et statiques. Elle contribuera utilement à la guérison.

Exécuté selon les règles que nous venons d'exposer dans cette deuxième partie de notre travail, le traitement du torticolis musculaire congénital doit, dans la généralité des cas, donner des résultats parfaits et ne pas laisser de récidive se produire.

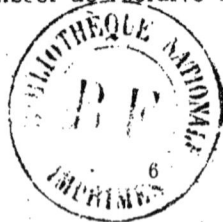

TABLE DES MATIÈRES

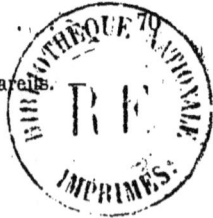